Dr. Peter Göbel
Wenn das Wetter krank macht

Dr. Peter Göbel

Wenn das Wetter krank macht

Die Wirkung von Wetter- und Klimafaktoren
auf den Menschen

Die häufigsten Beschwerden
und was man dagegen tun kann

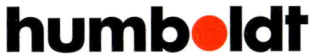

Bibliografische Information der Deutschen Nationalbibliothek
Die Deutsche Nationalbibliothek verzeichnet diese Publikation
in der Deutschen Nationalbibliografie; detaillierte bibliografische Daten
sind im Internet über http://dnb.ddb.de abrufbar.

ISBN 978-3-86910-304-4

Der Autor: Dr. phil. nat. Peter Göbel ist Geowissenschaftler mit den Schwerpunkten Klimageschichte des Eiszeitalters und Klimageomorphologie. Er arbeitet vor allem im Themenfeld „Natur" als freier Autor, Übersetzer und Redakteur.

Originalausgabe

© 2009 humboldt
Ein Imprint der Schlüterschen Verlagsgesellschaft mbH & Co. KG,
Hans-Böckler-Allee 7, 30173 Hannover
www.schluetersche.de
www.humboldt.de

Autor und Verlag haben dieses Buch sorgfältig geprüft. Für eventuelle Fehler kann dennoch keine Gewähr übernommen werden. Alle Rechte vorbehalten. Das Werk ist urheberrechtlich geschützt. Jede Verwertung außerhalb der gesetzlich geregelten Fälle muss vom Verlag schriftlich genehmigt werden.

Lektorat: Angelika Lenz, Steinheim a.d. Murr
Covergestaltung: DSP Zeitgeist GmbH, Ettlingen
Innengestaltung: akuSatz Andrea Kunkel, Stuttgart
Titelfoto: MilousSK / Shutterstock
Satz: PER Medien+Marketing GmbH, Braunschweig
Druck: Grafisches Centrum Cuno GmbH & Co. KG, Calbe

Hergestellt in Deutschland.
Gedruckt auf Papier aus nachhaltiger Forstwirtschaft.

Inhalt

Vorwort 8

Wetterfühligkeit 10
Wetter, das unter die Haut geht 10
Jeder leidet auf seine Weise 13
Risiken und Nebenwirkungen 16
    Unfälle 17
Die Suche nach den Ursachen 18
    Atmosphärische Einflüsse 19
    Luftdruck und Luftelektrizität 21
Aus Westen nichts Neues 24
    Sechs Wetterphasen 25
Schönes Wetter = gesundes Wetter? 27
    Wetterphase 1 27
    Wetterphase 2 29
    Wetterphase 3 30
Vor und nach dem Wetterumschlag 33
    Wetterphase 4 34
    Wetterphase 5 36
    Wetterphase 6 38
Kritische Zeiten 39
    Regelfälle der Witterung 39
    Winterdepression und Frühjahrsmüdigkeit 41
Wenn der Hahn kräht auf dem Mist 44
    Pflanzliche und tierische Wetterpropheten? 45
    Der wahre Wetterfrosch: ein Fisch 47

Auswege 48
Mit den eigenen Waffen schlagen 48
Bewegung und Abhärtung 50

Ordnung statt Chaos	52
Wärme und Wasser	54
In der Sauna: Von einem Extrem ins andere	54
Wasser in der Ganzheitstherapie	56
Hinweise am Himmel und im Internet	58
Warmfronttyp und Kaltfronttyp	58
Biowetterprognosen	59

Wettergefahren … 60

Schlimmer als der Blitz	60
Ultragefährliche Strahlen	63
Vorbeugung ist die beste Medizin	64
Schnee, Sand, Eis und Licht	67
Schneeblindheit	68
Whiteout	69
Eisnebel	71
Temperaturen: eher Gefühlsangelegenheiten	71
Die Rolle der Luftfeuchtigkeit	73
Sonnenstich & Co.	75
Hitzekrampf	75
Hitzeerschöpfung	76
Hitzschlag	76
Hitzekollaps	77
Die Gefahr, die aus der Kälte kommt	80
Erfrierung	80
Unterkühlung	80
Von Kopf bis Fuß aufs Wetter eingestellt	84

Bioklima … 88

Gutes Klima, schlechtes Klima	88
Im Wald und auf der Heide	91
Merkmale des Waldklimas	92

Reizendes Schonklima am Meer 95
    Merkmale des Seeklimas 96
Überleben am Limit 99
    Merkmale des Gebirgsklimas 100
    Höhenkrankheit 100
In den Städten 103
    Merkmale des Stadtklimas 104
Bioklima auf vier Rädern 107
    Eine Frage der Wärme 108
Auf Reisen 112
    Fernreisen haben ihre Tücken 112
    Problem Zeitverschiebung 114

Klimawandel 118
In eine ungesunde Zukunft? 118
    Schlechte Nachrichten für Pollenallergiker 119
Strahlendes Wetter 122
    Zunehmender Hitzestress 122
    Gefahren aus dem All 124
Verschmutzte Luft 127
    Smog, mitten im Sommer 127
    Gar nicht fein: Feinstaub 130
Gefährliche Invasoren 131
    „Schlechte Luft" im Gepäck 131
    Zeckenalarm rund ums Jahr? 132
Gesundheitsschutz = Klimaschutz 136
    Angenehmes Raumklima 137

Anhang 140
Literatur 140
Internetseiten 144
Register 148

Vorwort

„Das Wetter ist unablässig am Werk … immer auf der Suche nach neuen Mustern, mit denen es ausprobiert, ob sie sich auf den Menschen auswirken." (Mark Twain). Selbstverständlich wirken sich die neuen Muster, die das Wetter mit boshafter Beharrlichkeit erfindet, auf den Menschen aus. Wie jedes Lebewesen reagiert unsere Spezies auf Wetterreize, zum Beispiel bei Kälte mit Zittern oder bei Hitze mit Schweißausbrüchen. Diese Reaktionen sind ganz normal und lassen sich nach den Gesetzen der Physiologie leicht erklären. Schließlich ist Homo sapiens „meteorotrop", was schlicht und einfach bedeutet, dass sein Organismus vom Wetter (und Klima) beeinflusst wird. Schwieriger fällt da schon die Antwort auf die Frage, wieso der „Klima-Michel" denselben mit einem genauen Thermometer gemessenen Wert der Lufttemperatur einmal als sehr angenehm, das andere Mal jedoch als äußerst unbehaglich empfindet. Der Begriff „Gefühlte Temperatur" oder die Abkürzung PET (**p**hysiologisch **e**mpfundene **T**emperatur) bezeichnet das Phänomen und verrät zugleich, dass das Wetter viel mit Empfindungen oder Gefühlen zu tun hat. Damit öffnet sich das Tor zur „Wetterfühligkeit", von der manche Experten meinen, dass es sie überhaupt nicht gibt, dass sie nur ein Hirngespinst zivilisationsgeschädigter Hypochonder ist.

Zwischen Nordsee und Alpen müssen Millionen zivilisationsgeschädigter Hypochonder leben. Der Schriftsteller Horst Krüger (1919–1999) war einer von ihnen. Mit seinem Klagelied spricht er wohl vielen aus tiefstem Herzen: „Andere mögen ihre Grippe, ihre Bronchitis haben, einmal im Jahr. Ich auch. Aber ich bin auch das ganze Jahr wetterkrank. Ich reagiere auf jeden Hauch. Ich leide am Hin und Her, am Auf und Ab dieses Klimas in Deutschland. Für mich fallen dreißig oder vierzig Tage im Jahr aus, die ich auf der Nase liege …

Vorwort

Das kann man doch nicht „wetterfühlig" nennen, oder? Ich sterbe dabei." Ganz so schlimm ist es bei dem Autor dieses kleinen Buches nicht. Von Kopfschmerzen, die manchen Zeitgenossen das Leben zur Hölle machen können, bleibt er zum Beispiel glücklicherweise verschont (noch!). Aber nicht von Schwindelanfällen, Schlafstörungen oder Tagen, an denen er sich nur einfach meschugge fühlt.

Dass man das Wetter ändern kann, ist inzwischen hinreichend belegt. Absichtlich, indem zum Beispiel Wolken „geimpft" werden, um künstlichen Regen zu erzeugen, oder unabsichtlich, indem die Menschheit die Atmosphäre mit allen möglichen Abgasen verschmutzt und dadurch (zurückhaltend formuliert) einen Klimawandel bewirkt. Änderungen des Klimas und damit der gesamten Umwelt sind dem Verfasser als Quartärgeologen bestens bekannt. Daher hat er über die Kapitel „Wetterfühligkeit" und „Wetterrisiken" hinaus noch ein weiteres Kapitel hinzugefügt, in dem es um die Folgen des aktuellen Klimawandels für die Gesundheit geht. Leider kann er dabei auf persönliche Erfahrungen zurückgreifen: Im „Jahrhundertsommer 2003" ist während einer Hitzewelle seine durch andere Krankheiten geschwächte „große Schwester" gestorben. Die „weiteren Aussichten" sind in den Biowetter-Prognosen eher düster. Aber: „Man darf am Wetter nicht verzweifeln, solange noch ein blauer Fleck am Himmel ist." (Arthur Schopenhauer).

Atzenhain (Vogelsbergkreis) im Februar 2009
Dr. phil. nat. Peter Göbel

Wetterfühligkeit

Kann man das Wetter fühlen? Selbstverständlich! Den leichten Wind, der die Haut sanft streichelt, den Frost, der in die Nase und die Ohrläppchen beißt, die schwüle Hitze, die einem die Schweißperlen auf die Stirn treibt ... Wie jedes Lebewesen reagiert der Mensch auf die angenehmen und unangenehmen Wetterreize unbewusst und unwillkürlich, zum Beispiel mit einer Gänsehaut oder einem Schweißausbruch. Doch das Wetter macht an der Haut nicht Halt. Jeder weiß, wie ein trüber, trister Wintertag die Stimmung drücken und ein sonniger Frühlingstag umgekehrt die Laune heben kann.

Wetter, das unter die Haut geht

Das mit allen Sinnen gefühlte Wetter ist keineswegs mit Wetterfühligkeit gleichzusetzen. In einer ausführlichen Studie („Prävalenz von Wetterfühligkeit in Deutschland") haben Experten vor wenigen Jahren dieses Phänomen akademisch geschraubt als ein Bündel und Geflecht von „wetterassoziierten Krankheitssymptomen und Befindlichkeitseinschränkungen" umschrieben. Sie meinten damit wohl, dass das Wetter krank machen kann oder dass zumindest mancher Mensch sich bei bestimmten Wetterlagen unbehaglich bis hundeelend fühlt. Wenn ein hochkarätiges Expertenteam das Thema Wetterfühligkeit nach allen Regeln der Wissenschaft analysiert, darf der Laie getrost davon ausgehen, dass es das Phänomen tatsächlich gibt. Einige Experten stellen genau dies jedoch infrage, halten die Wetterfühligkeit für

Wetter, das unter die Haut geht 11

pure Einbildung – nur eine von etlichen bislang ungelösten Fragen, die sich um das umstrittene Thema drehen. Immerhin weisen Indizien darauf hin, dass die Wetterfühligkeit keine Erfindung unserer Zeit ist. Martin Luther, Wolfgang Amadeus Mozart, Napoleon Bonaparte, Johann Wolfgang von Goethe ... alle litten offenbar unter dem Wetterstress. Sie bekannten sich zu ihm – und machten aus ihrer Not eine Tugend: „Gerade die feinsten Köpfe am meisten von den schädlichen Wirkungen der Luft zu leiden haben" (Goethe).

Wie viele Menschen sind in Mitteleuropa nun aber nachweislich wetterfühlig oder – in der gesteigerten Form – mehr oder minder stark wetterempfindlich? Handelt es sich dabei vielleicht lediglich um eine Randgruppe von Hypochondern, die in einer Art meteorologisch-medizinischer Nabelschau in sich nach irgendwelchen Befindlichkeitseinschränkungen forschen?

Wie kommt es, dass der (Süd-)Föhn, der hierzulande seit Jahrzehnten für eine ganze Reihe von „wetterassoziierten Krankheitssymptomen" verantwortlich gemacht wird, in anderen Regionen der Erde keine überführten Komplizen hat, obwohl auch dort föhnartige Winde wehen, beispielsweise der Chinook in Nord- und die Zonda in Südamerika? Bezeichnenderweise lässt sich der Begriff Wetterfühligkeit kaum in andere Sprachen übersetzen. Im Englischen heißt er meteorosensitivity (wörtlich: Wetterempfindlichkeit), doch wer außer ein paar Fachleuten versteht das schon?

Um beim Föhn zu bleiben: Warum wirken sich dieselben Wetterlagen und -einflüsse im selben Gebiet so gegensätzlich aus? Manchen Menschen bereitet der Föhn, der häufiger über die Alpen und das nördliche Alpenvorland weht, enorme Qualen, andere fühlen sich dagegen

Wetterfühligkeit

pudelwohl, werden durch den warmen, trockenen Fallwind sogar in Hochstimmung, in einen „Föhnrausch" versetzt. Der Dichter Hermann Hesse schwärmte davon: „Es gibt nichts seltsameres und köstlicheres als den süßen Föhnrausch, das Föhnfieber, das die Menschen der Bergländer, namentlich Frauen, überfällt und alle Sinne streichelnd reizt." – Wie mag das in den Ohren von Wetterfühligen klingen, die durch den Föhn manchmal tagelang außer Gefecht gesetzt sind?

> Manchen Menschen bereitet der Föhn enorme Qualen, andere fühlen sich dagegen pudelwohl und werden in einen „Föhnrausch" versetzt.

Was ist von der Behauptung zu halten, das Wetter sei die Ursache vieler Unfälle (siehe S. 17)? Nicht etwa durch Nebel, Blitzeis oder Aquaplaning, sondern durch an und für sich harmlose, alltägliche Vorgänge in der Atmosphäre, wie den Durchzug einer Warm- oder Kaltfront. Bestimmt das Wetter womöglich den Zeitpunkt unserer Geburt? Dies klingt ebenso unwahrscheinlich wie die Behauptung, auf den Inseln an der deutschen Nordseeküste würden Kinder unter dem Einfluss des Mondes und der Meeresgezeiten nur bei Flut zur Welt kommen.

Wetterfühlige Menschen sind anscheinend wider Willen Wetterfrösche. Sie spüren das Wetterereignis schon Stunden und Tage vor dem Datum, an dem es vor Ort eintritt, sind demnach also eher „wettervorfühlig" (siehe S. 13) – so wie angeblich die Möwen einer alten Bauernregel zufolge an der Küste den nahenden Sturm spüren und sich dann flugs in sicherere Gewässer zurückziehen. Ist die Wetterfühligkeit ohnehin ein Phänomen, das ausschließlich den Menschen als vermeintliche Krone der Schöpfung betrifft, oder leiden auch Pflanzen und Tiere darunter (siehe S. 44)? Sensible Hunde mit gesunden Instinkten sind zweifellos wetterfühlig, schlafen zum Beispiel bei bestimmten Wetterlagen noch mehr, als sie es sonst eh schon tun.

Wenn es die Wetterfühligkeit überhaupt gibt, was sind dann ihre Ursachen (siehe S. 18)? In dieser Sparte halten sich die Experten bedeckt, und in den Medien wird von einem ominösen „Faktor X" gesprochen. Dies heißt im Klartext, dass die Wissenschaftler bislang sozusagen noch im Nebel herumstochern. Sicher ist nur, dass hier „außermenschliche" (meteorologische) und „innermenschliche" (körperliche und psychische) Faktoren zusammenkommen.

Und nicht zuletzt ist die Antwort auf die Frage interessant, was der von Wetterfühligkeit geplagte Mensch gegen seine Unpässlichkeiten bis „wetterassoziierten Krankheiten" unternehmen kann. In dieser Hinsicht ist das Informationsangebot der nationalen (Bio-)Wetterdienste eher bescheiden. Für den 31. Oktober 2008, den Reformationstag, empfahl zum Beispiel die biometeorologische Abteilung des Deutschen Wetterdienstes eine Reformation des Verhaltens, die je nach Region von „Bewegung im Freien zur Stärkung der Abwehrkräfte" bis zu „kreislaufanregenden Maßnahmen bei niedrigem Blutdruck" reichte. – Alles klar?

Jeder leidet auf seine Weise

Wohl am eindrucksvollsten demonstriert das Wetter seine Kräfte, wenn einem kurz vor Ausbruch eines Gewitters in der elektrisch aufgeladenen Atmosphäre die Haare buchstäblich zu Berge stehen. Ist man deshalb wetterfühlig? Keineswegs. Der Körper, in diesem Fall die Haare, reagiert nur auf die atmosphärischen Reize, ohne dass damit irgendwelche Beschwerden verbunden wären. Ein gesträubtes Haarkleid kann für Unbeteiligte sogar einen gewissen Unterhaltungswert haben, ist jedoch ein unübersehbares Alarmsignal für den drohenden Blitz. Wetterfühlig oder „wettervorfühlig" ist man nur, wenn einen regelmäßig bei bestimmten Wetterereignissen oder wenige Stunden bis Tage davor diverse Leiden plagen. Die Patienten auf der zweiten Stufe der Leidensskala sind wetterempfindlich, können zum Beispiel ziemlich sicher davon ausgehen, dass bei einem Wetterumschlag die Narben einer längst überstandenen Operation wieder schmerzen oder ein neuer Asthmaanfall droht. Zu den echten Wetterkrankheiten, wie dem Sonnenstich (siehe S. 75), können die Leiden allerdings nicht gezählt werden. Das Wetter verstärkt lediglich die Symptome von Krankheiten, die bereits bestehen, oder erinnert auf seine Weise an gesundheitliche Altlasten: schwere Erkrankungen, Operationen und Verletzungen.

Viele Menschen bringen ihre Leiden aus bitterer Erfahrung mit dem Wetter in Verbindung. Daher kommt auch der Wetter(vor)fühligkeits-Kalauer Nummer eins: Ein diensthabender Meteorologe grübelt in der Wetterwarte über der Vorhersage für die nächsten drei Tage nach, greift ratlos zum Telefonhörer und fragt seinen Opa, ob er wieder Schmerzen im linken Bein hätte ... Die Zahl der Wetterfühligen, Wettervorfühligen und Wetterempfindlichen ist in Deutschland offenbar erstaunlich groß. Einer repräsentativen Stichprobe zufolge meinen fast 20 Prozent der Bundesbürger über 16 Jahren, dass ihre Gesundheit in starkem Maße vom Wetter abhängt, und immerhin gut 35 Prozent, dass das Wetter etwas Einfluss auf die Gesundheit hat. Untersuchungen in Österreich und der Schweiz kommen zu ähnlichen Ergebnissen. Für viele Menschen, allein zwischen Nordsee und Alpen schätzungsweise 50 Millionen, besteht demnach ein enger Zusammenhang zwischen Wetter und Gesundheit. Mit zunehmendem Alter steigt offenbar der Anteil der Wetterfühligen. Im Rentenalter beträgt er gut zwei Drittel.

> **Mit zunehmendem Alter steigt offenbar der Anteil der Wetterfühligen. Im Rentenalter beträgt er gut zwei Drittel.**

Einem etwa ebenso großen Anteil der Frauen macht die Wetterfühligkeit zu schaffen, wobei die Beschwerden vor allem an Tagen mit stürmischem Wetter und bei einem Wetterumschlag zur kalten Seite hin auftreten.

Symptome   Zu den häufigsten Symptomen gehören Kopfschmerzen und Migräne, Abgeschlagenheit und Müdigkeit, Schlafstörungen, Gelenkschmerzen, Gereiztheit, Schwindel, Niedergeschlagenheit sowie Konzentrationsstörungen und Narbenschmerzen. Dadurch sind etwa ein Drittel der Wetterfühligen einmal im Jahr nicht in der Lage, ein beschwerdefreies Leben zu führen, gut ein Fünftel sogar mehrmals.

Die genannten Anzeichen könnte man zu den harmlosen Befindlichkeitseinschränkungen rechnen; die Wetterfühligkeit und -empfindlichkeit hat darüber hinaus jedoch auch ernstere Konsequenzen. Feuchtkaltes Wetter und der aufkommende Wetterumschlag in der Wetterphase 4 (siehe S. 34) werden für Rheumapatienten oftmals zur Qual; das „schöne" Wetter der Schönwetterphase 1 bis 3 ist im Winter für Menschen, die unter Herz- und Gefäßerkrankungen leiden, alles andere als schön und gut; gerade dann steigen bei ihnen die Todesfälle durch die Kältebelastung drastisch an. Umgekehrt hat ein reinigendes Gewitter im Sommer für Allergiker nicht unbedingt den erwünschten Effekt. Nachher ist der Pollengehalt der Luft (vor allem Gräserpollen, die von Gewitterböen aufgewirbelt werden) größer als zuvor; mitunter stellt sich ein sogenanntes Gewitterasthma ein. Folglich: Fenster und Türen nicht nur während des Gewitters, sondern auch nach dem Gewitter einige Stunden lang geschlossen halten.

Wetterfühligkeit

Wetterfronten

Das, was allgemein schlechtes Wetter genannt wird und dem Organismus nicht selten schlecht bekommt, spielt sich hauptsächlich in den Grenzzonen zwischen unterschiedlichen Luftmassen, den Fronten, ab. Im Wesentlichen gibt es zwei Gruppen von Wetterfronten: die Kaltfronten und die Warmfronten. Bei den Kaltfronten kommt es häufig vor, dass sich kältere, schwerere Luft keilförmig unter die wärmeren, leichteren Luftmassen vor ihr schiebt. Bei den Warmfronten gleitet die Warmluft auf kältere Luftmassen auf, entweder allmählich stabil oder aber labil, von atmosphärischen Turbulenzen begleitet. Wie sehr dadurch der Organismus der Atmosphäre und der menschliche Organismus unter Stress geraten, zeigen vor allem die Kaltfrontgewitter und die Warmfrontgewitter bei labilem Aufgleiten.

- Am wetterempfindlichsten sind Herz- und Kreislaufpatienten; sie reagieren auf fast alle Wetterstörungen massiv, am stärksten auf Kaltfronten und labile Aufgleitvorgänge.
- Beinahe ebenso häufig bereiten Asthmapatienten Kaltfronten und labile Warmfronten Probleme.
- Die Zahl der Todesfälle, beispielsweise durch Embolien, steigt ebenfalls beim Durchzug der Kaltfronten deutlich an, am stärksten, wenn sich in Bodennähe kalte Luft unter wärmere schiebt und in der Höhe Warmluft auf Kaltluft aufgleitet. Darauf reagieren auch Menschen, die unter Asthma leiden (in Mitteleuropa bis zu 10 Prozent der Einwohner) besonders empfindlich.
- Schlaflosigkeit steht in gesichertem Zusammenhang mit Aufgleitvorgängen an Warmfronten; störungsfreies Wetter garantiert hingegen Nächte mit erholsamem Schlaf.

Risiken und Nebenwirkungen

Die Beschwerden, unter denen bei uns viele Menschen bei bestimmten Wetterlagen leiden und die sie intuitiv auf das Wetter zurückführen, sind meistens eher harmloser Natur. Bedenklicher ist schon die Liste ernster Erkrankungen, die nach zahlreichen Studien in bestimmten Wetterphasen (siehe S. 25) deutlich vermehrt auftreten. Sie reicht von Angina Pectoris über Embolien und Koliken bis hin zum Schlaganfall. Der Schwerpunkt liegt dabei eindeutig in den Wetterphasen 3 bis 5, die als biologisch besonders ungünstig gelten.

Hinzu kommen eine ganze Reihe angeblicher oder vermuteter „Folgeschäden" biologisch ungünstigen Wetters, vor allem Unfälle, aber auch Suizide oder Delikte, die mit Strafen geahndet werden. Darf ein Angeklagter vor Gericht zum Beispiel den Wetterumschwung für die Tat verantwortlich machen? Oder, um ein alltäglicheres Beispiel zu nennen: Lässt sich ein Chef durch den Hinweis überzeugen, der Föhn sei an dem Krankheitstag schuld gewesen? Oder ist der warme, trockene Wind nur ein willkommener Sündenbock? Immerhin wird er im nördlichen Vorland der Alpen etwa fünfmal mehr für Unwohlsein jeder Art verantwortlich gemacht, als die Wetterwarten Tage mit Föhn pro Jahr registrieren. An der Südseite der Alpen kennt man ebenfalls einen föhnartigen Wind, den Tedesco (Deutscher), wie ihn die Italiener nennen – die „Föhnkrankheit" dagegen praktisch nicht.

Unfälle

Die Statistiken der Polizeistationen, Rettungsdienste und Kliniken zeigen, dass schwerere Unfälle im Straßenverkehr, in Haus und Garten oder am Arbeitsplatz nicht gleichmäßig über das Jahr verteilt sind. Sie häufen sich vielmehr an gewissen Tagen, an denen es mitunter Unfälle „regnet". Natürlich gibt es eindeutige Beziehungen zwischen der Häufigkeit von Verkehrsunfällen und dem Wetter; gefrierender Regen kann zum Beispiel ein Verkehrschaos verursachen, wobei es allerdings meistens bei Blechschäden bleibt. Schwieriger ist es schon,

Wetterfühligkeit

Zusammenhänge zwischen der Unfallhäufigkeit und den Wetterphasen überzeugend nachzuweisen. Eigentlich sollte man annehmen, dass in den biologisch günstigen Phasen 1 und 2 ausgeruhte, hoch konzentrierte Fahrer weniger Unfälle verursachen, doch die Zahlen steigen eher an, und die Unfälle sind in der Regel schwerer, was in erster Linie mit der Wärmebelastung bei „schönem" Sommerwetter zusammenhängen dürfte (siehe S. 27). Einen zweiten Gipfel weist die Kurve der Unfallzahlen tatsächlich in den biologisch ungünstigen Wetterphasen 3 bis 5 auf. Von der Phase 3, dem „übersteigerten Schönwetter" abgesehen, herrscht beim Wetterumschlag oft wirklich schlechtes Wetter mit Aquaplaning, Schneeschauern und anderen Witterungsrisiken im Straßenverkehr. Sie spielen gewiss eine wichtige Rolle. Wenn dann noch müde, gereizte, unkonzentrierte Fahrer oder umgekehrt Fahrer, die sich bestens fühlen und ihre Kräfte überschätzen, auf den Straßen unterwegs sind, dann sind Unfälle vorprogrammiert.

> **Schwerere Unfälle im Straßenverkehr, in Haus und Garten oder am Arbeitsplatz sind nicht gleichmäßig über das Jahr verteilt, sondern häufen sich an gewissen Tagen.**

Die Suche nach den Ursachen

Auf der Suche nach den Ursachen der Wetterfühligkeit stochert die Wissenschaft bislang noch sozusagen im Nebel des Biowetters. Klare Antworten scheitern vor allem an drei Fakten:

1. Dieselbe Wetterlage stört bei der einen Person das Wohlbefinden ganz erheblich, die andere leidet darunter überhaupt nicht, und eine dritte fühlt sich dann wiederum sogar ausgesprochen wohl.
2. Die Wetterfühligkeit ist anscheinend fast ausschließlich ein Problem der Mitteleuropäer. In anderen Erdteilen treten zwar bestimmte Krankheiten bei gewissen Wetterlagen deutlich häufiger auf, doch

„wetterassoziierte Befindlichkeitseinschränkungen" sind dort weitgehend unbekannt, oder die Beschwerden werden einfach nicht auf das Wetter zurückgeführt.
3. Wetterfühlige Menschen erleben den besonders belastenden Wetterumschlag oftmals bereits Stunden oder Tage, bevor er tatsächlich eintritt, sind folglich „wettervorfühlig", wie man von etlichen Wetterpropheten aus dem Tierreich behauptet.

Dass der eine bestimmte Wetterlagen besser verträgt als der andere oder sie sogar genießen darf, ist an und für sich kein Wunder. Individuelle Unterschiede gibt es ja zum Beispiel auch bei der Reaktion des Organismus auf Speisen und Getränke. Dass es so viele wetterfühlige Mitteleuropäer gibt, mag damit zusammenhängen, dass das gemäßigte Klima unserer Breiten von Natur aus eigentlich mehr schont als durch Reize fordert. Ein meistens unterforderter, untrainierter Organismus reagiert dann auf gelegentliche Herausforderungen umso stärker. Außerdem verleitet ein gleichmäßiges, gemäßigtes Klima zu einer von der täglichen und jahreszeitlichen Wetter- und Witterungsrhythmik abgekoppelten Lebensweise, zumal sich der typische „Klima-Michel" in seinen Behausungen und Fahrzeugen den ohnehin nur schwachen Wetterreizen kaum noch aussetzt. Deshalb ist die oberste Regel bei der Vorbeugung und Behandlung der Wetterfühligkeit: Wer nicht wetterfühlig sein will, muss das Wetter fühlen.

Wer nicht wetterfühlig sein will, muss das Wetter fühlen.

Atmosphärische Einflüsse
In den alltäglichen Wettervorhersagen werden im Allgemeinen nur drei oder vier Bausteine des Wetters erwähnt: die Lufttemperatur, der Niederschlag, die Sonnenscheindauer und die Windstärke. Dabei sind die atmosphärischen Einflüsse auf den menschlichen Organismus viel

komplexer. Grob zusammengefasst, unterscheiden die Biometeorologen und -mediziner nach der Art ihrer Wirkung drei sogenannte Wirkungskomplexe:

1. **Thermischer Wirkungskomplex.** Er ist für den Austausch von Wärme zwischen dem Körper des Menschen und der Atmosphäre von Bedeutung; hier sind vor allem die Lufttemperatur, Luftfeuchte und Windgeschwindigkeit wirksam.
2. **Aktinischer Wirkungskomplex.** Er umfasst die Auswirkungen der biologisch wirksamen Sonnenstrahlung, ungünstige wie den Sonnenbrand durch UV-Strahlung und günstige wie die verstärkte Produktion des Glückshormons Serotonin.
3. **Lufthygienischer Wirkungskomplex.** Er beinhaltet die natürlichen und die durch den Menschen verursachten gasförmigen, festen und flüssigen Bestandteile der Luft. Dazu gehören ebenfalls Stoffe, die eine positive Wirkung entfalten, wie die ätherischen Öle der Waldbäume und die Salzpartikel der Seeluft, aber auch belastende Schadstoffe und Allergene. *(allergische Krankheit bewirkender Stoff)*

Bei der Lufttemperatur ist weniger der mit dem Thermometer gemessene Wert als die gefühlte Temperatur (siehe S. 72) entscheidend. Sie bestimmt, ob sich der Mensch behaglich fühlt oder ob der Organismus durch Hitze- oder Kältereize überfordert wird. Gerade der krasse Wechsel zwischen hohen und tiefen Temperaturen, meistens verbunden mit starken Schwankungen der Luftfeuchtigkeit, macht wetterfühligen Menschen zu schaffen. Dann versagt oft das ausgeklügelte System, das wir zur Regulierung der Körpertemperatur besitzen. Das geschieht beispielsweise während der Kälterückfälle, die im Frühjahr und Sommer in unseren Breiten regelmäßig auftreten.

*) durch Strahlung hervorgerufen

Das Tageslicht ist ein Teil des aktinischen Wirkungskomplexes. Wer meint, dunkle, trübe Herbst- und Wintertage würden nur die Stimmung eintrüben, täuscht sich. Mangelndes Tageslicht hat vielmehr einen großen Einfluss auf den Hormonhaushalt (siehe S. 41). Umgekehrt kann aber auch ein Zuviel an Licht, wie besonders bei dem „übersteigerten Schönwetter" der Föhnwetterlagen, belastend wirken.

Luftdruck und Luftelektrizität

In den drei Wirkungskomplexen meteorologischer Faktoren, die auf den Menschen buchstäblich einstürmen, werden zwei wichtige Wetterelemente merkwürdigerweise nicht erwähnt: der Luftdruck und die Luftelektrizität. Merkwürdigerweise, weil der Luftdruck das Wettergeschehen maßgeblich und damit den Ablauf der Wetterphasen beeinflusst und die Luftelektrizität sich von allen Bausteinen des Wetters bei Gewittern am eindrucksvollsten bemerkbar macht.

Luftdruck Auf jedem Menschen lasten an der Erdoberfläche viele Zentner schwere Luftmassen. Er spürt davon jedoch normalerweise nichts, weil sich der Luftdruck draußen und der Druck im Inneren des Körpers ausgleichen. Als unangenehm wird jedoch ein rascher Luftdruckwechsel empfunden, etwa beim Starten und Landen eines Flugzeugs. Im freien Luftraum gelten Druckschwankungen von mehr als 10 Hektopascal als alarmierende Sturmzeichen. Sie treten vor allem bei einem Sonderfall der Wetterphase 5 auf und können dann im Zusammenspiel mit anderen Faktoren die Symptome der Wetterfühligkeit verstärken. Im Allgemeinen verkraftet der Mensch Luftdruckschwankungen im Stundentakt recht gut; größer ist die Gefahr, dass er bei einem Orkan wie Lothar (1999) oder Kyrill (2007) von einem

Auf jedem Menschen lasten viele Zentner schwere Luftmassen. Doch davon spüren wir normalerweise nichts.

umstürzenden Baum erschlagen wird. Problematischer sind vermutlich kurzfristige Druckschwankungen, die nicht genügend Zeit zur Anpassung lassen. Sie werden von druckempfindlichen Sinnesorganen in der Halsschlagader wahrgenommen und bewirken Änderungen der Herzfrequenz und des Blutdrucks. Derartige Druckschwankungen entstehen unter anderem, wenn sich unterschiedliche Luftmassen übereinanderschieben, etwa die trockenwarme des Föhns in der Höhe über die feuchtkalte am Boden. Dann gerät die Atmosphäre von der Grenzfläche her in Schwingungen, die ein wahres Trommelfeuer verursachen und wetterfühligen Menschen zur Qual werden. Am Himmel ist die Grenzfläche an wellenartigen Wolkenformationen zu erkennen.

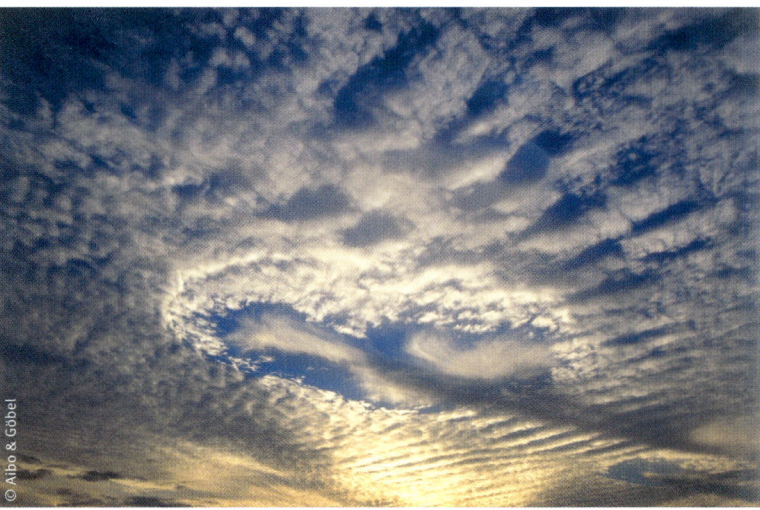

Von den gewellten Grenzflächen zwischen Luftmassen unterschiedlicher Dichte können kurzfristige Luftdruckschwankungen ausgehen. Sie gelten als eine der Hauptursache für Wetterfühligkeit

Ähnliches geschieht im Bereich der Tiefausläufer. Die Druckwellen, die von ihnen ausgehen, erreichen Jet-Geschwindigkeiten und eilen damit den Wetterfronten weit voraus. Der Luftdruck schwankt zwar nur in einer geringen Spannbreite, aber dadurch, dass die Wellen in kurzem Abstand aufeinanderfolgen, kann sich der Organismus nicht anpassen und wird so überstrapaziert.

Spherics Ein Knistern und Knacken im Radio, vor allem auf Mittelwelle, verrät die Spherics (Atmospherics): Das sind elektrische Impulse, die nachweislich Gehirnströme beeinflussen und zum Beispiel Bienen in helle Aufregung versetzen sollen. Die extrem kurzen Impulse entstehen in Gewitterwolken, in Tornados und im Vorfeld großer Tiefdruckgebiete, überall dort, wo die Luft turbulent bewegt wird. Wie die Luftdruckwellen breiten sich die Spherics mit hoher Geschwindigkeit und über weite Strecken von zum Teil mehreren Tausend Kilometern aus. Sie treffen Stunden bis Tage vor dem Wetterereignis ein. Die „Wettervorfühligkeit" ist also keine Legende.

Mondfühlig?
Möglicherweise hat die Wetterfühligkeit überhaupt keine irdischen Ursachen, also Vorgänge in der Erdatmosphäre, sondern spiegelt vielmehr außerirdische Einflüsse wider. In diesem Zusammenhang wird im Volksglauben und in der Fachliteratur immer wieder die Macht des Mondes beschworen. In der Tat bewirken Kräfte des Erdtrabanten im Zusammenspiel mit der Sonne nachweislich die Gezeiten auf unserem Planeten: in den Meeren, aber auch in der festen Erdkruste und in der Lufthülle. Ähnlich wie in den Meeren gibt es in der Atmosphäre gleichfalls Ebbe und Flut. Die damit verbundenen Luftdruckschwankungen sind allerdings sehr gering und verlaufen ganz allmählich, ungefähr im Zwölfstundenrhythmus. Der Organismus hat also genügend Zeit, sich darauf einzustellen. Kaum stärker ▶

sind die Luftdruckschwankungen im Lauf der „atmosphärischen Springfluten" bei Neu- und Vollmond. Doch gerade die Mondphasen sollen sich bei den Lebewesen auf der Erde in verschiedenster Weise bemerkbar machen. Jeder kann an sich selbst oder in seinem persönlichen Umfeld überprüfen, ob diese Behauptungen zutreffen. Am besten führt man gewissenhaft ein Tagebuch und vergleicht die Notizen dann mit den Mondphasen, die in fast jedem Kalender verzeichnet sind:
- Neumond/Vollmond: An Vollmondtagen werden mehr Kinder geboren; viele Menschen können bei Vollmond nicht gut schlafen oder sind unruhig.
- Zunehmender Mond: Die Haare werden kräftiger, wenn sie in dieser Phase geschnitten werden; Pflegemittel werden von der Haut gut aufgenommen, gröbere Hautunreinheiten wie Mitesser oder Pickel verschwinden schneller.
- Abnehmender Mond: In dieser Phase ist man nicht so schmerzempfindlich; Speisen werden oft als zu süß oder salzig empfunden; eine gewichtsreduzierende Diät fällt jetzt leichter.

Aus Westen nichts Neues

Mitteleuropa liegt innerhalb der Westwindzone der Nordhalbkugel. Meistens weht der Wind bei uns aus westlichen Himmelsrichtungen. Aus Westen, vom Atlantik her, greifen in der Regel auch die großen Luftdruckgebilde, die Hochs und Tiefs, auf das Gebiet zwischen Nordsee und Alpen über. Das verraten schon Namen wie Azorenhoch und Islandtief. Manchmal schiebt sich ein Keil des Hochs von der Inselgruppe im Atlantik bis nach Mitteleuropa vor und beschert uns ruhiges Hochdruckwetter. Doch diese Wetterlage hält im Allgemeinen nur ein paar Tage an. Dann können wandernde Tiefdruckwirbel die Blockade brechen und mit ihren Ausläufern über den Kontinent ostwärts ziehen. Im Durchschnitt geschieht dies etwa 50-mal pro Jahr oder umgerechnet einmal pro Woche. Der Witterungsablauf ist daher in Mitteleuropa ungewöhnlich abwechslungsreich – man könnte sagen, unser Wetter ist „wetterwendisch" oder bei uns herrscht ständig chaotisches Aprilwetter.

Sechs Wetterphasen

Hinter dem vermeintlichen Chaos steckt jedoch ein natürliches Ordnungsprinzip. Jede Abfolge von Hochdruckwetter zu Tiefdruckwetter (und im endlosen Kreislauf wieder zu Hochdruckwetter und dann wieder zu Tiefdruckwetter ...) umfasst sechs Wetterphasen (plus Sonderformen), die sich im Witterungscharakter deutlich voneinander unterscheiden und in der Regel eine bestimmte Zeit (wenige Stunden bis Tage) andauern. Auch wenn sich das Wetter nicht pedantisch an Regeln hält, hat die überschaubare Abfolge einen großen Vorteil: Die Meteorologen können bei ihren Wettervorhersagen nach den gesammelten Erfahrungen zum Beispiel davon ausgehen, dass die Lufttemperatur in der Wetterphase 5 meistens rasch fällt oder die Wetterphase 4 im Sommer oft durch feuchtwarme, schwüle Luftmassen geprägt wird. Da die Lufttemperaturen beziehungsweise rasche Temperaturwechsel sowie hohe Werte der Luftfeuchtigkeit den Organismus häufig stark belasten, müssen wetterfühlige und -empfindliche Menschen in bestimmten Wetterphasen damit rechnen, dass sich ihre Beschwerden und Leiden verschlimmern, und sich bei der Planung ihrer Aktivitäten darauf einstellen. Beispielsweise sollten ältere und gesundheitlich geschwächte Personen nicht unbedingt gerade in der Wetterphase 4 (siehe S. 34) zu einer anstrengenden Wanderung aufbrechen, sondern die Tour um einige Tage in die Wetterphase 6 verschieben.

Wetterfühligkeit

Wie empfindlich der Organismus in den einzelnen Wetterphasen auf die Wettervorgänge reagieren kann, zeigt sich vielleicht am einfachsten und eindrucksvollsten beim Schlaf und, da ein ausgeschlafener Mensch meistens besser gelaunt ist, an der Stimmungslage:

- Wetterphase 1: normales Schlafbedürfnis, guter Schlaf, ausgeglichene Stimmungslage;
- Wetterphase 2: leicht vermindertes Schlafbedürfnis, guter Schlaf, angeregte, unternehmungsfreudige Stimmungslage;
- Wetterphase 3: geringe Schlaftiefe, vermindertes Schlafbedürfnis, Stimmungslage noch angeregt, zum Teil aber auch gereizt;
- Wetterphase 4: gestörter Schlaf, vermindertes Schlafbedürfnis, gereizte bis depressive Stimmungslage;
- Wetterphase 5: meist tiefer, traumarmer Schlaf bei erhöhtem Schlafbedürfnis, Stimmungslage noch depressiv;
- Wetterphase 6: normaler bis tiefer Schlaf bei erhöhtem Schlafbedürfnis, vielfach leicht depressive Stimmungslage.

Das Klima Mitteleuropas zeichnet sich nicht nur durch seine wechselhafte Witterung im Rhythmus der Wetterphasen aus. Es ist außerdem ein typisches Jahreszeitenklima, bei dem es große Temperaturunterschiede zwischen den Jahreszeiten gibt, zwischen dem wärmsten Sommer- und dem kältesten Wintermonat zum Beispiel im Durchschnitt meistens mehr als 20 °C. Für Gesunde sind die Temperaturschwankungen eine Art nützliches Zwangstraining, für Ältere und gesundheitlich Angeschlagene dagegen eine enorme Belastung. Sie würden sich vermutlich auf einer tropischen Insel mit ausgeprägtem Tageszeitenklima besser fühlen. Dort weichen die Durchschnittstemperaturen im Lauf des Jahres kaum von einem

> Für Gesunde sind Temperaturschwankungen eine Art nützliches Zwangstraining, für Ältere und gesundheitlich Angeschlagene dagegen eine enorme Belastung.

Mittelwert über 20 °C ab. Und noch in einem weiteren Punkt haben unsere Breiten ein Jahreszeitenklima: Im Unterschied zu den Regionen am Äquator, wo die Sonne das ganze Jahr über ungefähr morgens um 6 Uhr Ortszeit auf- und abends um 18 Uhr untergeht, schwankt bei uns die Länge des lichten Tages im Lauf der Jahreszeiten beträchtlich. Wie sich dies auf den menschlichen Organismus auswirkt, ist bisher nur ansatzweise bekannt.

Schönes Wetter = gesundes Wetter?

Wetterphase 1

Im Prinzip könnte man auf jeder Etappe in den endlosen Kreislauf der Biowetterphasen einsteigen. Als aufmunternden Einstieg wählen Ärzte und Meteorologen jedoch jene, die sie als „mittleres Schönwetter" bezeichnen. Sie kommt vom Wettergeschehen her dem am nächsten, was allgemein als schönes Wetter gilt. Die Wetterphase 1 ist außerdem die Etappe, die Gesunden und Kranken die wenigsten Probleme bereitet, wobei allerdings zwischen den Jahreszeiten erhebliche Unterschiede bestehen.

Wetterlage Die Wetterkarte zeigt ein ausgedehntes, kräftiges Hochdruckgebiet mit Kern über Mitteleuropa. Es hält die wandernden Tiefdruckgebiete fern. Ihre Ausläufer streifen meist nur den Norden.

Wetterzeichen Zum Schönwetter gehören die typischen Schönwetterwolken, niedrige, kaum aufgeblähte Haufenwolken, die sich oft im Lauf des Tages völlig auflösen und Platz für reichlich Sonnenschein lassen. Im Herbst und Winter verhüllt allerdings öfters Dunst den Himmel; in den Niederungen und Tälern kann sich dichter Nebel bilden.

28 ||| Wetterfühligkeit

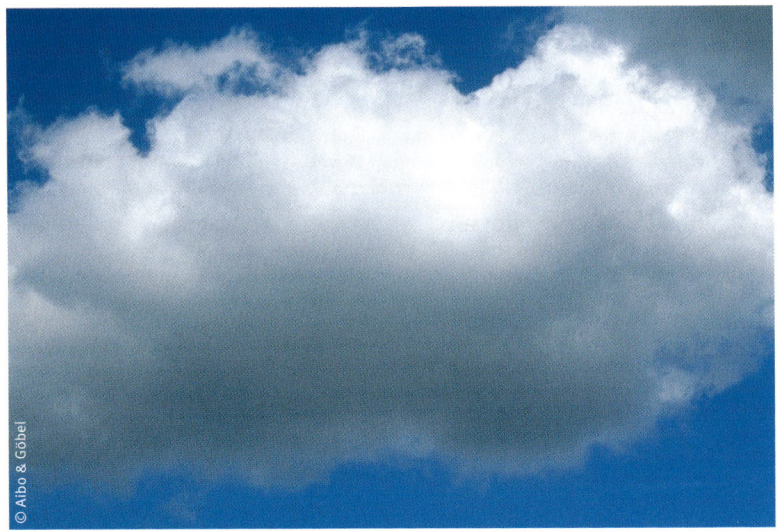

Zum Schönwetter gehören die typischen Schönwetterwolken

Beschwerden und Krankheiten In den wärmeren Jahreszeiten ist an der Wetterphase 1 nur wenig auszusetzen. Die meisten Menschen fühlen sich körperlich und geistig fit, sind konzentriert und schlafen gut. Bei dem klaren Himmel ist natürlich die Gefahr von Sonnenbrand groß, und da in der Regel nur schwache Winde wehen, die Abkühlung bringen könnten, nimmt die Wärmebelastung besonders an den sogenannten Hundstagen im Juli/August zu. Weil in Hochdruckgebieten die Luftmassen absinken, entstehen in der Höhe allerdings häufig Sperrschichten, unter denen sich die Luftschadstoffe ansammeln. Die Wetterphase 1 ist daher die Hauptsaison des Smogs – des Sommersmogs, der vor allem durch Ozon der Gesundheit schadet, und des Wintersmogs, der in der Kombination von tiefen Temperaturen, Nebel und hohen Schadstoffgehalten Erkältungskrankheiten, Asthma, Bronchitis und Herz-Kreislauf-Erkrankungen fördert. Man sollte sich also vom schönen Wetter nicht täuschen lassen: Es ist manchmal ausgesprochen ungesund.

Wetterphase 2

Während der Wetterphase 2, in der „gesteigertes Schönwetter" herrscht, nehmen die ungünstigen Wettereinflüsse zu, besonders in den Herbst- und Wintermonaten.

Wetterlage Das Hochdruckgebiet verweilt noch über der Mitte des Kontinents, hat sich aber mit seinem Kern etwas weiter nach Osten zurückgezogen. Mitteleuropa liegt nun an der westlichen, „warmen" Flanke des Hochs, an der milde Luftmassen mit südwestlichen Winden aus den Subtropen in unsere Breiten gelangen. Die Temperaturen steigen leicht an, vor allem aber die Luftfeuchtigkeit.

Wetterzeichen Wie der Begriff „gesteigertes Schönwetter" verrät, dürfen sich Schönwetterfans auf angenehme Temperaturen und wolkenlosen, tiefblauen Himmel freuen – wenigstens in den Mittelgebirgen und in den Alpen. Unterhalb von etwa 1 000 Metern Meereshöhe, im Tief- und Hügelland, breiten sich dagegen mit der feuchteren Luft Dunst und Nebel aus. Sichere Anzeichen für viel Wasserdampf in der Luft sind zum Beispiel die Tauperlen, die nach klaren Nächten die Gräser benetzen, oder die filigranen Reifkristalle, die im Winter Altschneedecken überziehen.

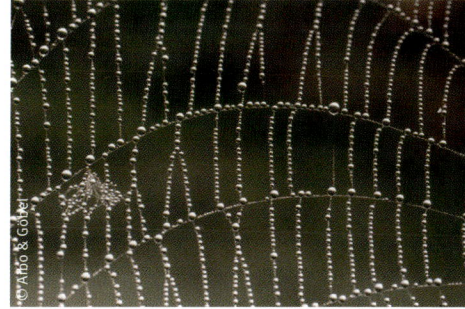

Sichere Anzeichen für viel Wasserdampf in der Luft sind die Tauperlen

Wetterfühligkeit

Beschwerden und Krankheiten In den wärmeren Jahreszeiten beschert uns die Wetterphase 2 überwiegend positive Wettereinflüsse: einen tiefen, erholsamen Schlaf, tagsüber geistige Frische und die Lust, bei dem schönen Wetter außer Haus etwas zu unternehmen. Im Herbst und Winter ist die Situation freilich oft ganz anders. Das trübe, sonnenscheinarme Wetter mit tagelangem Hochnebel verzögert den Abbau des Schlafhormons Melatonin, und die feuchtkalte Luft ist ein idealer Nährboden für Krankheiten aller Art, von Asthma über Bronchitis bis Rheuma. Auch abgehärtete Menschen können dann schneller als sonst eine Erkältung bekommen. Oder, zugespitzt ausgedrückt: Wer bei diesem Wetter nicht krank wird, ist nicht gesund.

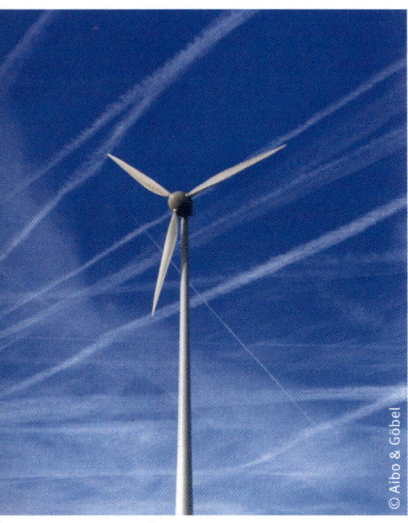

Häufig kündigt sich der Wetterumschlag an viel beflogenen Flugrouten duch Kondensstreifen an, die lange am Himmel erhalten bleiben. Sie sind ein Indiz für feuchte Luft in der Höhe

Das schöne Wetter geht bald unweigerlich zu Ende, wenn es in der Wetterphase 3 als „übersteigertes Schönwetter" eindeutig übertreibt.

Wetterphase 3

Wetterlage Das Hoch liegt mittlerweile über Ost- und Südosteuropa oder vor Ort über Mitteleuropa als Luftdruckgebilde in den letzten Zügen. Nun können vom Atlantik her Tiefdruckgebiete auf den Kontinent vordringen. An der Vorderseite des Tiefs, in das wie überall auf der Nordhalbkugel Luft in entgegengesetztem Uhrzeigersinn einströmt, werden feuchtwarme Luftmassen aus südlichen Breiten herangeführt.

Schönes Wetter = gesundes Wetter? 31

Wetterzeichen Die dicken Haufenwolken in den tieferen Stockwerken der Atmosphäre (bei uns bis in etwa zwei Kilometer Höhe) verschwinden nach und nach vom Himmel. Dafür machen sich in den höheren Etagen dünne, durchsichtige Wolkenschleier und flauschige Schäfchenwolken breit, im Umkreis eines Flughafens auch Kondensstreifen, die durch Flugzeugabgase entstehen und eine höhere Luftfeuchtigkeit anzeigen.

Beschwerden und Krankheiten Regen oder Schnee haben die mittelhohen und hohen Wolken nicht in ihrem Gefolge, wohl aber „gesundheitliche Niederschläge" aller Art. Denn als Sonderfall 3f ist der Föhn in der Folge der Wetterphasen verzeichnet. Nicht ohne Grund gibt es die Begriffe Föhnkrankheit, Föhnfieber oder Föhnrausch. Sie verraten, dass der trockenwarme Wind, der am Rand der Nordalpen an durchschnittlich 10–70 Tagen pro Jahr aus südlichen Richtungen weht, dem Einzelnen je nach Veranlagung Verdruss oder aber Hochgenuss bereitet (siehe S. 11). Normalerweise gilt der Lauf der Donau als nördliche Grenze des mitteleuropäischen Föhnreviers, föhnartige Winde wehen zum Beispiel aber auch am Rand des Erzgebirges oder im nördlichen Harzvorland und sorgen dort bei den Bewohnern für gesundheitliche Turbulenzen. Wer sich nicht sicher ist, ob er nur einfach einmal einen schlechten Tag hat oder aber unter der Föhnkrankheit leidet, sollte den Blick zum Himmel

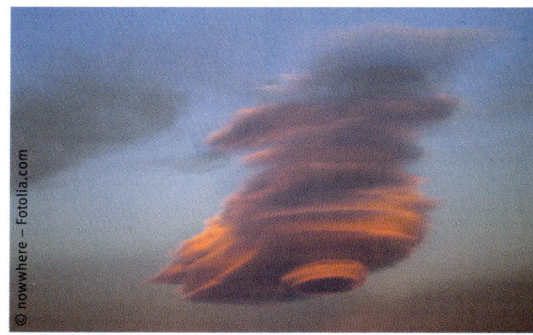

Bei linsenartigen Wolkenformationen kann man sich auf diverse Beschwerden wie Schlafstörungen, depressive Verstimmungen, verminderte Konzentrationsfähigkeit einstellen.

richten. Sind dort fisch- oder linsenartige Wolkenformationen zu erkennen, kann man mit einiger Sicherheit von Letzterem ausgehen und sich auf diverse Beschwerden wie Schlafstörungen, depressive Verstimmungen, verminderte Konzentrationsfähigkeit, Reizbarkeit oder allgemeine Abgeschlagenheit einstellen – sofern man nicht zu den glücklichen Zeitgenossen gehört, die ausgerechnet in der Wetterphase 3 zu Höchstform auflaufen.

Übersehene Föhngefahren
Die genauen Ursachen der Föhnkrankheit sind im Einzelnen noch unbekannt; vermutlich bereiten jedoch rasche Luftdruckschwankungen (siehe S. 21) dem Organismus den größten Stress. Aber auch ohne das atmosphärische Trommelfeuer setzt der Föhn dem Organismus arg zu.
Wie seine zahlreichen Vettern in anderen Erdteilen ist der Föhn Mitteleuropas ein warmer, sehr trockener und oftmals stürmischer Wind. Holzschnittartig-einfach beschrieben entsteht er auf folgende Weise: Ein Tiefdruckgebiet saugt feuchtwarme Luftmassen an, die an der Luvseite eines Gebirges (hier der Alpen) aufsteigen müssen und dabei kühler werden. Irgendwann ist der Temperaturpunkt erreicht, an dem sich der in der Luft enthaltene Wasserdampf in Wolkentröpfchen oder Eiskristalle umwandelt. Dabei wird immer Wärmeenergie freigesetzt; die über den höchsten Gebirgskämmen angekommene Luft weist deswegen eine höhere Temperatur als normalerweise in diesem Stockwerk der Atmosphäre auf. An der Leeseite des Gebirges wird die Luft durch Strömungen herabgezogen und erwärmt sich dabei zusätzlich je 100 Höhenmeter um etwa 1 °C. Im Herbst kann der Südföhn den Nordalpen also durchaus noch hochsommerliche Temperaturen bescheren. Weil warme Luft sehr viel mehr Wasserdampf aufnehmen kann als kühlere, werden die Luftmassen beim Abstieg gleichzeitig immer trockener. Bis auf die wenigen „Föhnfische" verschwinden die Wolken vom Himmel, der Dunst lichtet sich,

man genießt eine exzellente Fernsicht. In der reinen Höhenluft, aus der der Regen die Pollenallergene weitgehend ausgewaschen hat, kann der Allergiker frei durchatmen – kurzum ein ideales Wanderwetter, das freilich auch seine Tücken hat.
- In der klaren, trockenen Luft ist die Sonneneinstrahlung ungemein kräftig. Sonnenbrand droht. Daher niemals die geeignete Kopfbedeckung vergessen und bei den Sonnencremes die mit dem höheren Lichtschutzfaktor wählen.
- Die Flüssigkeitsverluste sind enorm, auch wenn man in der trockenen Luft weniger ins Schwitzen gerät. Also gehört ein ordentlicher Vorrat an Getränken in den Rucksack; für eine ganztägige Wanderung mindestens vier Liter. Bereits bei geringer Austrocknung nimmt die Leistungsfähigkeit rapide ab. Und gegen die mit dem Föhn verbundenen Herausforderungen sollte man optimal gewappnet sein, vor allem gegen die Sturm- und Orkanböen, die einen in Abgründe schleudern könnten, und den Wetterumschlag (siehe unten), der dem Föhnwetter mit Sicherheit folgen wird.

Vor und nach dem Wetterumschlag

Die Begriffe Wetterumschlag oder Wettersturz klingen bedrohlich genug, und in diesem Fall, der als Wetterphase 4 und 5 bezeichnet wird, schlägt das Wetterpendel und damit das Wohlbefinden tatsächlich abrupt zur schlechten Seite hin um. Von allen Wetterphasen sind dies die biologisch ungünstigsten. Eine Biowetterprognose für einen Tag im Spätherbst könnte etwa so lauten: „Die derzeitige Wetterphase ist im bioklimatischen Sinne denkbar ungünstig. Empfindliche Leute haben überdurchschnittlich häufig unter Schmerzen in Kopf, Gliedern und Gelenken zu leiden. Die allgemeine Widerstandskraft auf Erkältungskrankheiten sowie in Bezug auf grippale Infekte ist herabgesetzt. Wetterreize können auch Herz- und Kreislaufstörungen leicht begünstigen. Liegen Knochenbrüche oder andere schwerwiegende Verletzungen noch nicht allzu lange zurück, dann können Wetterreize verstärkend auf Wund- und Narbenschmerzen wirken. Feuchtmilde Luftmassen und Tiefdruckeinflüsse machen wetterempfindlichen Menschen zu schaffen. Viele schlafen nachts schlecht und leiden tagsüber an innerer Unruhe oder Nervosität. Überdies dämpft das trübe Hochnebelgrau die allgemeine Stimmungslage und fördert Antriebs- und Lustlosigkeit."

Im Sommer ist die Situation kaum besser. Verbreitet nehmen Asthmaerkrankungen, Herz- und Kreislaufstörungen, Kopfschmerzen und Migränen sowie die Schmerzempfindlichkeit zu, die Konzentrations- und Leistungsfähigkeit dagegen ab. Es besteht demnach erhöhte Unfallgefahr.

Wetterphase 4

Wetterlage Die Ausläufer des Tiefs, das mit seinem Kern öfters über Island liegt, haben sich inzwischen als Warm- oder Kaltfronten (siehe S. 16) bis an den westlichen Rand des europäischen Festlands verlagert. Von Südwesten her dringen feuchte und milde Luftmassen nordostwärts vor, zunächst in der Höhe, dann aber auch in den tieferen Schichten der Atmosphäre. Damit kündigt sich nach den Schönwetterphasen der Wetterumschlag an.

Wetterzeichen Wie fast immer beim Nahen einer Warmfront nimmt der Himmel in den höheren Schichten zunächst einen milchig weißen, „nebulösen" Farbton an. Dann verdichtet sich die Bewölkung zu hohen Schichtwolken, über denen die Sonne nur noch als blasse Scheibe zu erkennen ist.

Vor und nach dem Wetterumschlag

Noch sind einzelne dunkle Haufenwolken vom letzten Frontdurchgang zu erkennen, die hauchdünnen Schichtwolken darüber prophezeien die nächste Schlechtwetterfront

Und schließlich setzt aus rabenschwarzen Wolken anhaltender Regen- oder Schneefall ein. Wenn diese Wolken an ihrer Unterseite beutelförmige Auswüchse haben oder schon frühmorgens bauschig aufgebläht sind, steigt das Gewitterrisiko und folglich die Gefahr, vom Blitz erschlagen zu werden. Aber deshalb keine allzu großen Sorgen: In Mitteleuropa sterben nur sehr wenige Menschen durch Blitzschlag. Die meisten erliegen ohne spektakuläre Begleitereignisse dem Hitze- und/oder Ozonstress im Sommer (siehe S. 123) und der Kältebelastung (siehe S. 80) in den Wintermonaten.

Beschwerden und Krankheiten Neben den oben beschriebenen Beschwerden treten gehäuft Schlaganfälle, Herzinfarkte, Embolien, Thrombosen, Blinddarmreizungen und Nierenkoliken auf.

Wetterphase 4a: Schlimmer kann's kaum kommen

Jede Regel hat bekanntlich ihre Ausnahmen, auch jene, die besagt, dass sich Schlechtwetterfronten mit den für Wetterfühlige und -empfindliche verbundenen Leiden in Mitteleuropa stets aus westlichen Himmelsrichtungen, vom Atlantik, her nähern. Ein Sonderfall ist die Wetterphase 4a. In diesem Fall gleitet von Südosten her mit Feuchtigkeit gesättigte mediterrane Luft auf die sonst in unseren Breiten verbreitete kühlere Luft auf. Meteorologen sprechen hier auch vom Vb-Tief (sprich: 5b). Aufgleitvorgänge innerhalb der unteren Atmosphäre bereiten dem Organismus immer Probleme, aber wenn sie länger andauern, nehmen die Qualen naturgemäß zu. Normalerweise dauert der „aufkommende Wetterumschlag" 6–18 Stunden, kommt er jedoch von der Adria her, kann er auch zwei und mehr Tage anhalten. Am 12./13. August 2002 ergossen sich zum Beispiel in Zinnwald im Osterzgebirge während einer solchen Wetterlage binnen 24 Stunden unglaubliche 312 Liter Regen auf jeden Quadratmeter Erdboden. Anfang Januar 2006 versank Deutschlands Südosten im nassen Schnee; in Bad Reichenhall stürzte das Dach einer Eissporthalle unter den Schneelasten ein, 15 Menschen fanden dabei den Tod. Eine tödliche Gefahr stellt die Wetterphase 4a in der Regel nicht dar, doch wenn es tagelang schüttet oder schneit, werden die Schlechtwetterreize zu Torturen. Die Herz- und Kreislaufbeschwerden nehmen zu, ebenso breiten sich Erkältungskrankheiten und grippale Infekte aus; die im Winter bei dem trüben Wetter und Lichtmangel ohnehin vorhandene Neigung zu depressiven Verstimmungen (siehe S. 41) wächst noch. Körper und Geist werden während dieser Wetterphase regelrecht zermürbt.

Wetterphase 5

Anfang November 2008 war der Föhn über den Alpen ungewöhnlich heftig. An der Südflanke des Gebirges, etwa im Tessin, wo sich die Wolken an den Bergflanken stauten, schüttete es wie aus Kübeln, den

Vor und nach dem Wetterumschlag | 37

Nordalpen bescherte der milde Südwind (lat. favonius = der Milde) dagegen ein für die Jahreszeit sehr warmes Wetter, auch noch weit von den Alpen entfernt. In Hessen und Thüringen kletterte die Quecksilbersäule auf fast 20 °C, auch nachts war es beinahe sommerlich lau, und der Föhnorkan, der zum Beispiel über Tirol mit Windgeschwindigkeiten von mehr als 150 km/h wütete, ließ in den deutschen Mittelgebirgen die Flügel der Windkraftanlagen munter rotieren. Doch irgendwann bricht der Föhn in sich zusammen. Es kommt zum Wetterumschlag, der im Hochgebirge zum gefürchteten Wettersturz werden kann.

Wetterlage Quer durch Europa, von der Ostsee bis zum Mittelmeer, erstreckt sich eine Tiefdruckzone. Sie lenkt an der Flanke eines Hochs über dem Ostatlantik zunächst noch warme subtropische Luft in unsere Breiten. Wenn die Kaltfront durchgezogen ist, dreht der Wind jedoch rasch auf westliche bis nordwestliche Richtungen und führt kühle bis kalte Meeresluft polaren Ursprungs südwärts.

Wetterzeichen Zu den ersten Hinweisen auf den Wetterumschlag gehören die Kommawolken (Cirrus uncinus), so genannt, weil sie in ihrer Form an liegende Kommas erinnern. Nähern sie sich von Südwesten her, steht eine Wetterverschlechterung in den nächsten 24–48 Stunden bevor. Bald darauf tummeln sich die verschiedensten Wolken am Himmel, von den eintönigen

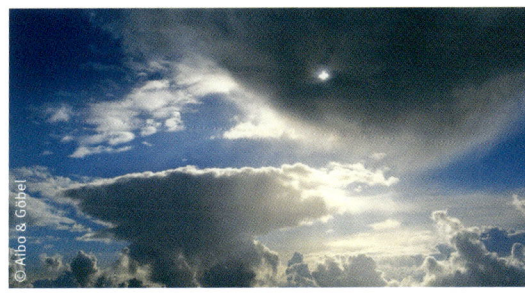

Der Wetterumschlag wird nicht selten von heftigen Schauern begleitet. Sie gehen auch aus diesen sogenannten Ambosswolken nieder

Wetterfühligkeit

Schichtwolken bis zu den imposanten Türmen der Gewitter- und Schauerwolken.

Beschwerden und Krankheiten Das Wetter ist zwar noch weit von dem Zustand der Atmosphäre entfernt, den wir als gut empfinden, das Schlimmste haben die meisten Wetterfühligen und -empfindlichen jedoch überstanden. Innerhalb weniger Stunden bessert sich das Befinden. Man ist anfangs noch müde und gereizt, leidet manchmal weiter unter Angina Pectoris, Asthma oder Bronchitis, kann schlecht schlafen; insgesamt gesehen lassen die Beschwerden aber nach. Denn mit dem Wetter beruhigt sich in der Wetterphase 6 auch der Organismus.

Wetterphase 6

Wetterlage Dem Tief folgt in Mitteleuropa in der Regel ein Hoch oder wenigstens ein Zwischenhoch. Die während des Wetterumschlags eingeflossene Kaltluft ist stabiler gelagert als die feuchtwarme Luft aus dem Süden; wie es sich nach den Naturgesetzen gehört, sinkt die kältere, schwerere Luft ab, erhöht so den Luftdruck in Bodennähe und wird zugleich trockener.

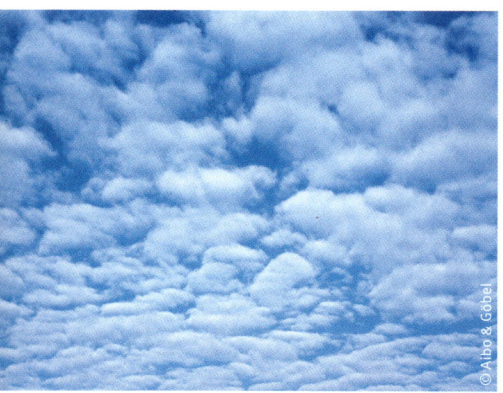

Mit den harmlosen Schäfchenwolken kehrt das Schönwetter in der Wetterphase 6 wieder zurück

Wetterzeichen Die düsteren Regen- und Schneewolken verschwinden zusehends vom Himmel, verwandeln sich in lockere schichtförmige Wolkenfelder, die in den kalten Jahreszeiten allerdings meistens nur wenige Lücken aufweisen. Nebel und Smog trüben in den untersten Etagen der Atmosphäre häufiger die Sicht.

Beschwerden und Krankheiten   Auch die Stimmungslage ist häufig getrübt. Insgesamt gesehen fühlt man sich aber nach den überstandenen Torturen wohler und kann nachts wieder besser schlafen, weil sich die Luft dann stärker abkühlt und sich der für unsere Breiten normale Temperaturverlauf von tagsüber warm und nachts kühl einstellt.

Kritische Zeiten

10. Juni 2008: In der Wetterstation am Frankfurter Flughafen werden als Höchsttemperatur knapp 30 °C gemessen; die Tiefsttemperatur liegt bei gut 16 °C. Dann fällt jedoch die Quecksilbersäule fast wie im Sturzflug und erreicht am 13. Juni, einem Freitag, maximal gerade etwa 17 °C; nachts ist es sogar nur knapp 8 °C kühl. In den nächsten Tagen schlägt das Wetterpendel wieder um und beschert den Frankfurtern um den 19. Juni heiße 32 °C. Dieser Schlingerkurs des Thermometers war zwischen Nordsee und Alpen keine Ausnahme. Regelmäßig, in ungefähr vier von fünf Jahren, kommt es Mitte Juni durch den Einbruch polarer Kaltluft zu einem krassen Temperatursturz, dem meistens mit dem Zustrom subtropischer Luftmassen ein ebenso krasser Anstieg folgt.

Regelfälle der Witterung

In der Adventszeit freut sich wohl jeder auf weiße Weihnachten. Oft sieht es Mitte Dezember auch danach aus, aber dann steigt die Temperatur ausgerechnet zu Weihnachten beinahe explosionsartig auf frühlingshafte Werte an und lässt den bis dahin eventuell gefallenen

Wetterfühligkeit

Schnee in kurzer Zeit schmelzen. Weihnachtstauwetter heißt daher diese milde Witterungsperiode Ende Dezember; der Kälteeinbruch im Juni wird als Schafskälte bezeichnet, weil die gerade geschorenen Vierbeiner sehr darunter leiden – und nicht nur sie. Jede kurzfristige Temperaturschwankung bedeutet auch für den menschlichen Organismus eine arge Belastung. Da muss man schon einen stabilen, durchtrainierten Kreislauf haben, um die Temperaturschocks in der einen oder in der anderen Richtung ohne Beschwerden zu überstehen.

Regelfälle der Witterung (Erklärung im Text)

Mittleres Eintrittsdatum	
04. – 09. Januar	16. – 24. Juli
22. – 30. Januar	28. Juli – 07. August
14. – 20. Februar	10. August
07. – 12. April	13. – 16. August
17. – 22. April	17. – 24. August
24. April – 02. Mai	29. August – 05. September
07. Mai	19. September
12. – 15. Mai	25. – 26. September
20. – 31. Mai	13. – 16 Oktober
02. – 08. Juni	28. Oktober – 01. November
10. – 12. Juni	27. – 28. November
27. Juni – 01. Juli	30. November – 02. Dezember
03. – 14. Juli	24. – 29. Dezember

Das Weihnachtstauwetter und die Schafskälte sind lediglich zwei Beispiele für sogenannte Regelfälle der Witterung (oder Singularitäten), die in unseren Breiten in bestimmten Monaten und Jahreszeiten eintreten. Eine kleine Auswahl ist in der Tabelle auf S. 40 aufgelistet. Naturgemäß schwankt der mittlere Eintrittstermin je nach Ort und Jahr um ein paar Tage, manchmal fällt ein Regelfall auch ganz aus oder ist undeutlicher ausgeprägt. Als Orientierungshilfe eignet sich der Kalender dennoch, für wetterfühlige Menschen genauso wie allgemein zur Urlaubsplanung. Der mittlere Beginn der besonders kritischen Perioden für einen Ort im Zentrum Deutschlands ist in der Tabelle in roter Schrift markiert. Danach muss man mit stärkeren Temperaturschwankungen rechnen und außerdem mit Unwettern aller Art. Zeiten, in denen das Wetter, von kurzen Unterbrechungen abgesehen, im Allgemeinen beständiger und weniger belastend ist, sind hellblau unterlegt.

Weihnachtstauwetter und Schafskälte sind zwei Regelfälle der Witterung, die in bestimmten Monaten eintreten.

Winterdepression und Frühjahrsmüdigkeit

Es wäre freilich zu schön, wenn ruhiges, beständiges Wetter stets für Wohlbefinden sorgen würde. Gerade im atmosphärisch eher ruhigen Spätherbst bis Hochwinter sowie im Spätwinter bis Vorfrühling leiden zahlreiche Menschen unter zwei Phänomenen, die den Namen dieser Jahreszeiten tragen: Winterdepression und Frühjahrsmüdigkeit. Beide sind keine Krankheiten und beweisen auch, dass neben der Temperatur, der Feuchtigkeit und den übrigen Wetterelementen beim Thema Wetterfühligkeit das Tageslicht eine entscheidende Rolle spielt. Und die Länge des hellen Tages nimmt nun einmal im Spätherbst rapide ab und im Frühling rapide zu. Daran muss sich der Organismus anpassen, was ihm aber häufig nicht gelingt, da vor allem zwei

Wetterfühligkeit

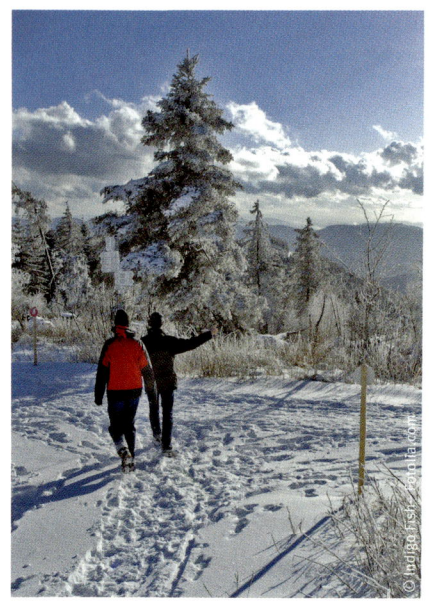

Gegen Winterdepression helfen ausgedehnte Spaziergänge

Hormone beim Wechsel der Tageslänge nicht im richtigen Takt mitspielen: Melatonin und Serotonin.

Melatonin Das Hormon, das den Tag-Nacht-Rhythmus des menschlichen Körpers steuert, entsteht hauptsächlich im Gehirn und in der Augennetzhaut aus Serotonin. Helles Licht, das in die Augen einfällt, hemmt die Produktion, bei Dunkelheit (griech. *mélas* = dunkel) wird hingegen vermehrt Melatonin ins Blut abgegeben; seine Konzentration liegt deshalb nachts deutlich höher als tagsüber und fördert den Schlaf. An langen, hellen Sommertagen sinkt der Melatoninspiegel rasch wieder, an den kurzen, oft trüben Wintertagen bleibt hingegen noch ein lästiges Polster erhalten. Es führt zu Müdigkeit, Antriebsschwäche, Lustlosigkeit … bis hin zu echten depressiven Störungen.

Was tun gegen Winterdepression? Ein natürliches und garantiert nebenwirkungsfreies Mittel, den Melatoninspiegel wieder ins Lot zu bekommen, sind ausgedehnte Spaziergänge in der Winterlandschaft, besonders an kalten, sonnigen Tagen mit einer Schneedecke, die das Sonnenlicht hell in die Augen spiegelt. Sich bei der Kälte ins Zimmer mit einem warmen Ofen und romantischem Kerzenlicht zurückzuziehen, hätte bloß den gegenteiligen Effekt. Wenn das Sonnenlicht im

Winter und Herbst zu lange fehlt, kann auch eine Therapie mit Kunstlicht helfen, die Abgeschlagenheit und Depression zu vertreiben.

Mitte März/Mitte April ist aus mehreren Gründen die Zeit des Jahres, in der viele Menschen (in unseren Breiten vielleicht mehr als die Hälfte der Frauen und Männer) am stärksten unter der Frühjahrsmüdigkeit leiden. Ständige Müdigkeit ist dabei allerdings nur eines von vielen Symptomen, denn hinzu kommen häufig noch Schwindelgefühle, Kopfschmerzen und Gereiztheit. Aus den dunklen Wintertagen trägt der Mensch nämlich zum einen noch einen Vorrat des Schlafhormons Melatonin als Ballast mit sich herum; zum andern sind die Spätwinter- und Vorfrühlingstage nicht lang genug, um mithilfe des hellen Sonnenlichts den erhöhten Melatoninspiegel wirksam zu senken und umgekehrt die im Winter erschöpften Reserven von Serotonin wieder aufzufüllen.

> Ausgedehnte Spaziergänge in der Winterlandschaft helfen, den Melatoninspiegel wieder ins Lot zu bekommen.

Serotonin Dieser Botenstoff im Nervensystem, zugleich ein Produkt als auch ein Gegenspieler des Melatonin, gilt als wahres Glückshormon, das den gesamten trägen Organismus wieder in Schwung bringen und wirkliche Frühlingsgefühle erwecken kann. Der Körper stellt sich gewissermaßen automatisch von Winter- auf Sommerzeit um, und mit der Umstellung ist eine enorme Belastung des Körpers verbunden. Sie kann gemildert werden, indem man die gesamte Länge des hellen Tages nutzt, sich also bei Sonnenaufgang erhebt und bei Sonnenuntergang zu Bett geht. Ob dabei die vom Gesetzgeber verordnete Umstellung von Winter- auf Sommerzeit hilfreich ist, muss bezweifelt werden.

> Wenn man die gesamte Länge des hellen Tages nutzt, stellt sich der Körper leichter von Winter- auf Sommerzeit um.

Wenn der Hahn kräht auf dem Mist …

… er deswegen nicht wetterfühlig ist. Homo sapiens sapiens vergisst oder verdrängt es immer wieder: Der Mensch ist nur eine von vielen Millionen Arten auf diesem Planeten. Unsere Spezies ist wie die anderen in die natürliche Umwelt eingebunden, kann sich aber zum Beispiel stärker aus dem Wirkungsgefüge der atmosphärischen Faktoren (siehe S. 19) lösen, etwa indem sie je nach der Temperatur die Kleidung wechselt oder sich in klimatisierten Räumen ein Klima nach Wunsch schafft. Die meisten frei lebenden Pflanzen und Tiere sind dagegen auf Gedeih und Verderb vom Wetter und Klima abhängig und deshalb offenbar von der Natur mit hoch sensiblen Wettersinnen ausgestattet worden. Viele können selbst geringfügige Schwankungen innerhalb der Atmosphäre wahrnehmen: der Lufttemperatur, der Luftfeuchtigkeit, des Luftdrucks, der Strahlung oder der luftelektrischen Felder. Manche Frühlingsblumen reagieren beispielsweise schon auf Temperaturschwankungen von nur 0,2 °C, sind also präzise Temperaturfühler. Sind die Tiere und Pflanzen damit vielleicht wie zahlreiche Menschen wetterfühlig, „wettervorfühlig" oder gar wetterempfindlich? Mit Sicherheit haben sie ein Gespür für kommendes Wetter. Nicht ohne Grund gelten manche Arten als klassische Wetterpropheten und verraten diese tatsächliche oder angebliche Fähigkeit häufig schon durch ihren Namen, wie zum Beispiel die Wetterdistel.

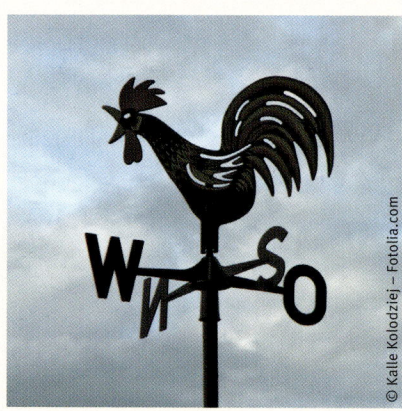

Nicht nur der Wetterhahn reagiert auf Wetteränderungen …

Pflanzliche und tierische Wetterpropheten?

Der auch Wetterwurz genannte Korbblütler hält seine Blütenblätter bei trockenem, sonnigem Wetter weit geöffnet. Naht jedoch in der Ferne eine Schlechtwetterfront oder fallen auch nur ein paar Regentropfen, dann schließt er seine Blüte wie einen Regenschirm. Den sollte man mitnehmen, wenn die Wetterdistel die Blüte bis spätestens zum späten Vormittag nicht geöffnet hat. Ähnlich öffnen und schließen sich die Blüten der Zaunwinde, die ebenfalls als guter Wetterzeiger gilt.

In beiden Fällen reagieren die Pflanzen bloß auf Schwankungen eines Wetterelements, hier der Luftfeuchtigkeit, die über den Wechsel von Austrocknung und Durchfeuchtung bewirkt, dass sich die Blüte öffnet und schließt. Es handelt sich dabei um rein physikalisch-chemische Vorgänge, wie sie sich zum Beispiel auch in einem technischen Gerät zur Messung der Luftfeuchtigkeit, dem Hygrometer herkömmlicher Bauart, abspielen. Mit Wetterfühligkeit oder -vorfühligkeit hat dieses Phänomen in der Pflanzenwelt also nichts zu tun.

Bei den mit dem Menschen enger verwandten Tieren muss man ebenfalls vorsichtig sein und nicht irgendwelche Zusammenhänge zwischen Fakten konstruieren, die eher zufällig aufeinandertreffen. Nach einer alten Bauernregel soll es zum Beispiel bald Regen geben, wenn sich die Kühe auf der Weide ins Gras legen. Werden die Tiere vielleicht wie wetterfühlige Menschen beim aufkommenden Wetterumschlag müde und abgespannt, wann immer eine Schlechtwetterfront naht? Man weiß es nicht. Wahrscheinlicher ist, dass sich in diesem Fall zwei Tagesläufe überlagern, die vollkommen unabhängig voneinander ablaufen: auf der einen Seite der Tageslauf der Kühe auf der Weide, auf der anderen Seite die typische Wetterentwicklung

Wetterfühligkeit

an einem feuchtwarmen Sommertag. Die Kühe stehen schon früh auf und beginnen mit einem Frühstück, das bis in die späten Vormittagsstunden anhält. Dann brauchen sie als Wiederkäuer eine längere Ruhepause und legen sich dazu gemütlich ins Gras. Am Vormittag ist das Wetter ebenfalls nicht untätig. Je wärmer es wird, umso höher türmen sich die Haufenwolken auf. Am Nachmittag gehen dann die ersten heftigen Regenschauer nieder, oft verbunden mit Blitz und Donner. Es sieht in der Tat so aus, als hätten die Weidetiere das Regenwetter vorgefühlt; in Wirklichkeit hat die Bauernregel ihr Verhalten jedoch nur falsch gedeutet.

Eher als Hinweise auf Wetterfühligkeit bei Tieren wären auffällige Verhaltensänderungen zu deuten, beispielsweise wenn die Kühe an manchen Tagen ohne ersichtlichen Grund von ihrem Stundenplan abweichen würden und sich an eben diesen Tagen das Wetter bald ändern würde. Wohl jeder Hunde- und Katzenfreund weiß, dass seine Lieblinge nicht jeden Tag gleichmäßig „gut drauf" sind. Die Katze verzichtet selbst bei schönstem Sommerwetter auf die Pirsch durch den Garten und hockt missmutig in der Zimmerecke; der Hund verlässt das Haus, blickt zum Himmel, hebt kurz sein Bein, um gleich wieder in seinem Schlafkorb zu verschwinden. Andererseits sind unsere Haustiere (und ihre frei lebenden Vettern) an manchen Tagen aber offenbar auch besonders gut gelaunt: Hunde wollen stundenlang mit ihren Frauchen und Herrchen spielen, Rinder springen ausgelassen über die Weide, als ob sie vom Föhnfieber (siehe S. 12) befallen wären. Die „Vorfühligkeit" oder der siebte Sinn der Tiere ist heute etwa bei der Prognose von Erdbeben ein Thema, bei der Wettervorhersage dagegen bislang ein weitgehend weißer Fleck auf der wissenschaftlichen Landkarte.

Der wahre Wetterfrosch: ein Fisch

Immerhin beschäftigen sich heute renommierte Institutionen wie der Deutsche Wetterdienst wenigstens am Rande mit den Beziehungen zwischen Wetter und Tierwelt. Vom DWD werden die Angler regelmäßig über den sogenannten Beißindex informiert. Dieser Wert gibt an, wie gierig Fische bei bestimmten Wetterlagen nach dem verhängnisvollen Köder schnappen. Merkwürdigerweise gilt diese gesicherte Beziehung zwischen dem Wetter und dem Verhalten von Tieren für Fische, die nicht in der Atmosphäre, sondern im Wasser leben. Sehr auffällig gebärdet sich zum Beispiel der Schlammpeitzger. Gewöhnlich vergräbt er sich, wie sein Name verrät, im Schlamm und Sand am Grund des Gewässers. Naht jedoch eine Front mit Wetterumschlag und Gewittern, dann wird der seltene, in Mitteleuropa heimische Süßwasserfisch sehr unruhig. Er peitscht das Wasser, wühlt den Schlamm auf und springt sogar über die Wasseroberfläche. Offenbar ist der Schlammpeitzger wettervorfühlig, was kein Wunder wäre, denn die Schwimmblase von Fischen ist ein vorzüglicher Sensor für die kurzfristigen Luftdruckschwankungen, die als Hauptursache der Wetterfühligkeit gelten (siehe S. 21). Der Liebhaber schlammiger Gewässer wäre demnach ein echter „Wetterfisch", der das Wetter Stunden bis Tage zuvor fühlen kann.

Die meisten anderen Wesen in der langen Liste vermeintlicher tierischer Wetterpropheten, vom Wetterfrosch bis zum Wetterhahn, sind dazu nicht in der Lage. Sie reagieren lediglich auf eine bereits bestehende Wetterlage, unter anderem auch der in der Bauernregel angesprochene oder verspottete Hahn auf dem Mist. Er weiß, dass sich die von ihm als Beute bevorzugten Kleinlebewesen bei sonnigem, trockenem Wetter hauptsächlich in den unteren, feuchteren Schichten des Misthaufens aufhalten, bei Regenwetter hingegen näher an die Oberfläche kommen. Dann kann er sie greifen und muss nicht hungrig auf dem Hühnerhaus sitzen und die Bäuerin lauthals um Nahrung bitten.

Auswege

Die Wetterfühligkeit und -empfindlichkeit sollte nicht unterschätzt werden. Wenn nach eigenen Angaben zum Beispiel in Deutschland mindestens ein Fünftel der Bevölkerung, immerhin rund 16 Millionen Menschen, darunter leidet, womöglich deswegen ein paar Tage im Jahr „krankfeiern" muss, kann man getrost von einer Volksseuche mit beträchtlichen Schäden für die Volkswirtschaft sprechen. Umso wichtiger ist es, Wege aus der vermeintlichen Falle zu finden. Zum Glück gibt es ein paar ganz probate.

Mit den eigenen Waffen schlagen

Wer häufiger unter den charakteristischen Symptomen wie Kopfschmerzen, Schlafstörungen oder Schwindel leidet, sollte sie in jedem Fall ärztlich abklären lassen. Wetterfühligkeit ist keine Krankheit, doch hinter den Symptomen kann sich eine ernste Krankheit verbergen. Eine Vermeidungsstrategie, etwa der Rückzug hinter den warmen Ofen, hilft gewiss nicht weiter, denn die als Ursachen der Wetterfühligkeit vermuteten Luftdruckwellen und Spherics*) (siehe S. 21–23) dringen mühelos in die eigenen vier Wände ein. Besser ist es, sich dem Feind auf dem Schlachtfeld, vor der Haustür, zu stellen – wobei sich der vermeintliche Feind bald als Freund oder doch wenigstens als Trainer oder gar Therapeut erweisen wird.

Falls das Wetter über katastrophale Unwetter und zuweilen mit fatalen Folgen verbundene Wetterrisiken nur schädliche Auswirkungen hätte,

*) elektrische Impulse

Mit den eigenen Waffen schlagen | 49

gäbe es höchstwahrscheinlich die Menschheit nicht mehr. Stattdessen ist das Wetter oder das Klima vielfach eine natürliche Medizin, die das Budget der Krankenkassen mit keinem Cent belastet: Ein kühler Wind stärkt die Abwehrkräfte; ein Sonnenbad (in Maßen genossen) bildet von sich aus (ohne Lichtschutzmittel) einen Schutz gegen die UV-Strahlung und fördert die Produktion von Vitamin D_3, das den verschiedensten Erkrankungen vorbeugt; das sichtbare Licht bringt Psyche und Kreislauf in Schwung; die streng genommen durch Salzpartikel „verschmutzte" Seeluft entlastet die Atemwege … Kein Medikament ist so vielseitig einsetzbar wie das Wetter. Man muss es nur regelmäßig und in der richtigen Dosierung zusammen mit reichlich Bewegung in frischer Luft und einer vernünftigen Lebensweise einnehmen. Dann schlagen die Millionen Wetterfühligen das Wetter mit seinen eigenen Waffen.

> Das Wetter oder das Klima ist vielfach eine natürliche Medizin, die das Budget der Krankenkassen mit keinem Cent belastet.

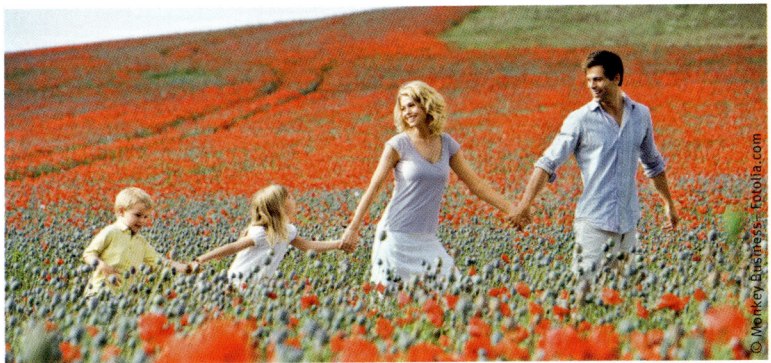

Kein Medikament ist so vielseitig einsetzbar wie das Wetter. Man muss es nur regelmäßig und in der richtigen Dosierung zusammen mit reichlich Bewegung in frischer Luft und einer vernünftigen Lebensweise einnehmen

Bewegung und Abhärtung

Wer einmal selbstkritisch überlegt, wie viele Stunden er sich pro Woche draußen an der frischen Luft bewegt, anstatt vorm Computer oder Fernsehapparat zu sitzen, kommt in der Regel zu einem ernüchternden Ergebnis. Der Durchschnittsmitteleuropäer bewegt sich eindeutig zu wenig. Vielleicht ist dies der Grund, weshalb die Wetterfühligkeit in anderen Ländern, wo man sich mehr draußen aufhält und sich dabei den Wetterreizen aussetzt, ein Fremdwort ist. Bewegung und Abhärtung sind daher das A und O einer erfolgreichen Therapie. Auf Folgendes gilt es dabei zu achten:

- Man sollte grundsätzlich bei jedem Wetter hinaus an die frische Luft gehen, natürlich mit geeigneter Kleidung.
- Sehr wichtig ist es, das Herz-Kreislauf-System und damit verbunden das System zur Regulierung der Körpertemperatur zu trainieren, sich abzuhärten, durch natürliche Reize oder künstliche Reize

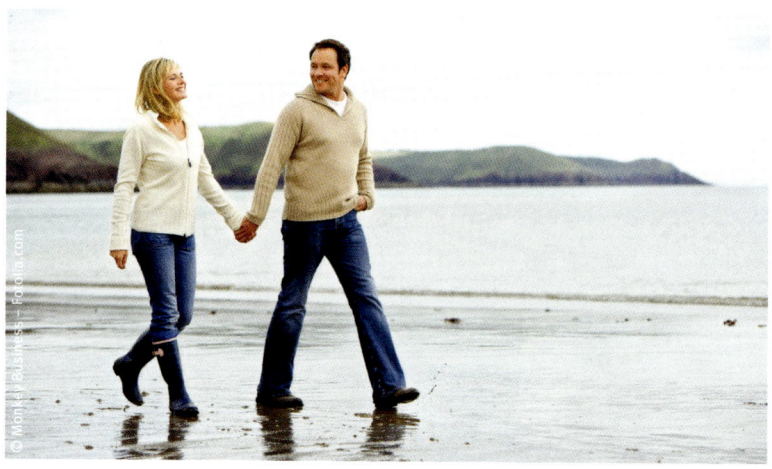

Bewegung und Abhärtung sind das A und O einer erfolgreichen Therapie!

Bewegung und Abhärtung

wie in der Sauna (siehe S. 54). Wohlgemerkt in Maßen: Dies gilt besonders für Menschen, die an Bluthochdruck leiden.

- Wandern, Joggen, Radfahren, Skiwandern, aber auch schon ein zügiger Spaziergang fördern die Ausdauer; diese Aktivitäten sollten mindestens dreimal die Woche für jeweils etwa eine halbe Stunde auf dem Programm stehen. Die Pulsfrequenz sollte dabei bei 160 minus Lebensalter liegen.
- Ungünstig ist eine zu warme Kleidung, die den Körper vor dem Außenklima abschottet; besser sich nach dem Zwiebelprinzip (siehe S. 85) kleiden und bei Bedarf eine Kleidungsschicht ablegen, damit man sich etwas kühler und erfrischt fühlt.
- Bei kühler, windiger oder nasskalter Witterung immer die Schwachstellen des Körpers schützen: den Kopf durch eine geeignete Kopfbedeckung, die Füße durch trockene und warme Socken und Nase, Mund und Hals durch einen Schal; Rücken und Nacken stets warm halten.
- Niemals sich selbst unter Druck setzen und übertriebenen sportlichen Ehrgeiz entwickeln, den Aufenthalt im Freien und jedes Wetter vielmehr entspannt genießen – auch wenn dies manchmal schwerfällt.

> **Fit von Kopf bis Fuß**
> Der normale Wanderer ist schon etwas verwirrt, wenn er im Wald einer Gruppe von anderen Wanderern begegnet, die zum Beispiel deutlich vernehmbar das Wort „Blindschleiche" rückwärts buchstabieren, mit verbundenen Augen an einem Baumstamm stehen und ihn betasten oder intensiv an einer Blume oder einen Blatt schnuppern. Die merkwürdigen Wanderer sind Anhänger einer Bewegung, bei der nicht nur der Körper, sondern auch das Gehirn in Bewegung kommen. Das Ganze nennt sich Brainwalking (von engl. *brain* = ▶

Gehirn und *walk* = gehen) und ist eine Art Erlebnisspaziergang, bei dem neben Herz und Kreislauf auch das Gehirn sowie alle Sinne durch alle möglichen Aufgaben trainiert werden. Man schlägt also gewissermaßen zwei Fliegen mit einer Klappe: Man bewegt sich in der frischen Luft (ohne großen sportlichen Ehrgeiz) und bereichert seine Sinneswelt. Dass Bewegung die Hirnleistung fördert, steht fest. Nicht ohne Grund laufen zum Beispiel manche Menschen im Zimmer hin und her, wenn sie einen Brief diktieren oder sich über irgendetwas intensiv Gedanken machen. Wahrscheinlich ist die Beziehung zwischen Hirntätigkeit und Muskeltätigkeit ein Überbleibsel aus der Zeit unserer Ururahnen: Wenn der Steinzeitmensch in der Höhle saß, musste sein Gehirn keine große Arbeit leisten, draußen vorm Höhlenportal war es dagegen gefordert.

Ordnung statt Chaos

Je chaotischer sich das Wetter auch gebärden mag, desto pedantischer sollte man an seinem Tagesplan und bewährten Ritualen festhalten, wie die Tiere, die meistens eine fest programmierte innere Uhr besitzen. Besonders wichtig sind dabei regelmäßige Schlaf- und Essenszeiten.

- Möglichst immer zur selben Zeit aufstehen und zu Bett gehen; am besten gegen 23 Uhr in die Federn und gegen 6 Uhr heraus.
- Die gesündeste Schlafdauer beträgt sieben Stunden.
- Ab zwei Stunden vor dem Schlafengehen keine körperlichen Anstrengungen mehr.
- Dafür in den letzten 30 Minuten vor dem Schlafengehen bei gedämpftem Licht sanfte Musik hören oder einige Seiten lesen – keine Krimis, sondern entspannende Lektüre.
- Ein Glas heiße Milch oder ein kühles Bier entspannt und bereitet auf den erholsamen Schlaf vor.

Ordnung statt Chaos | 53

- Ein warmes Bad genießen, dann den Stöpsel aus dem Abfluss ziehen und sich vorstellen, dass alles, was einen tagsüber belastet hat, im Strudel auf Nimmerwiedersehen verschwindet.
- Die Luft im Schlafzimmer sollte frisch, aber nicht kalt sein und es sollte keine Zugluft herrschen.
- Die ideale Zeit für einen Mittagsschlaf ist gegen 14 Uhr; er sollte jedoch nicht länger als eine halbe Stunde dauern. Es genügt schon, sich ruhig in einen Sessel zu setzen und die Augen zu schließen.
- Vor dem Mittagsschlaf eine Tasse Kaffee trinken; das Koffein wirkt später und macht dann schneller wieder munter.
- Für diejenigen, die mittags nicht schlafen können oder mögen, ist ein mindestens halbstündiger Spaziergang, womöglich mit dem Hund, eine empfehlenswerte Alternative; nachher fühlen sich Frauchen, Herrchen und Hund fast wie neugeboren.

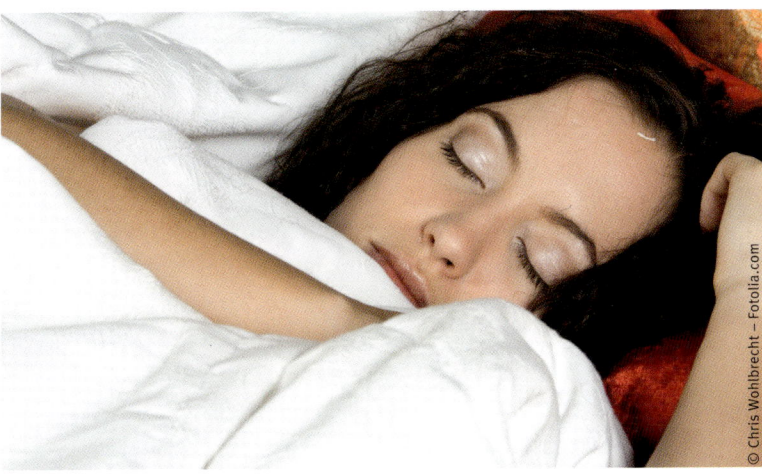

Bei chaotischem Wetter ist ein gleichmäßiger Schlafrhythmus besonders wichtig

- Jeden Tag zur selben Zeit Frühstück, Mittagessen und Abendessen einnehmen (abends genügt ein kleiner Snack).
- In Ruhe essen; dabei nicht lesen, Radio hören oder fernsehen und sich ganz auf das Essen konzentrieren.
- Auf Nikotin ganz verzichten, Alkohol und Koffein in Maßen genießen. Oft genug haben Kopfschmerzen und innere Unruhe nichts mit dem Wetter zu tun, sondern ganz profane Ursachen.

Wärme und Wasser

Seit über 5 000 Jahren kennt man die natürliche Heilkraft von Wärme und Wasser und bereits Hippokrates verordnete sie bei allerlei Beschwerden. Auch heute noch leisten Wasser- und Wärmeanwendungen gute Dienste, auch bei Wetterfühligkeit.

In der Sauna: Von einem Extrem ins andere

In einer Saunakabine herrscht zweifellos das extremste Raumklima, das man sich vorstellen kann. Draußen in der Natur gibt es nichts Vergleichbares. Oder wo sonst werden wie in der Heißluftkabine rund einen Meter über der obersten Bank Lufttemperaturen von 80–95 °C gemessen und die wüstenhaft-geringe Luftfeuchtigkeit durch Aufgüsse kurzfristig erhöht, um den Körper gezielt zum Schwitzen anzuregen? Vor der Kabinentür herrscht dagegen ein völlig anderes Klima, das nach dem Saunagang selbst im Hochsommer fast kühl wirkt. Um die Klimareize noch zu verstärken, stehen mit kaltem oder kühlem Wasser gefüllte Bottiche und Becken bereit; schöner und stilvoller ist jedoch ein kurzes Bad im See oder eine dicke Schneedecke, in der man sich wie ein Polarfuchs wäl-

Wenn man nach der 95-Grad-Sauna in ein Becken mit kaltem Wasser steigt, wird der Körper einem extremen Temperaturunterschied ausgesetzt.

zen kann. Insgesamt wird der Körper auf diese Weise einem Temperaturunterschied von annähernd 100 °C ausgesetzt. Zum Vergleich: Manche Orte in Sibirien weisen zwischen der höchsten und der tiefsten jemals dort gemessenen Lufttemperatur eine ähnlich große Spanne auf, der Zeitabstand zwischen der größten Hitze und der größten Kälte beträgt freilich in der Regel einige Jahrzehnte, in der Sauna dagegen nur wenige Minuten.

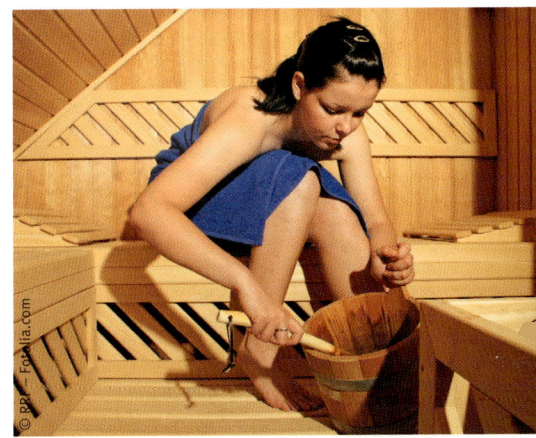

Das Saunabad gehört seit jeher in das Arsenal von Verteidigungswaffen gegen die Wetterfühligkeit

Was zunächst wie eine sinnlose Tortur für den Körper aussieht, hat eine ganze Reihe günstiger Auswirkungen – sofern man sich an einige Regeln hält (siehe S. 56). Neben der tief greifenden Reinigung zur Entschlackung des Körpers durch kräftiges Schwitzen gehört das Saunabad seit jeher in das Arsenal von Verteidigungswaffen gegen die Wetterfühligkeit. Im mehrmaligen Wechsel von Überwärmung und Abkühlung erweitern und verengen sich nämlich jeweils die Blutgefäße. Dadurch werden der Kreislauf trainiert, die Abwehrkräfte des Körpers gestärkt und der gesamte Stoffwechsel angeregt. Insbesondere Personen mit niedrigem Blutdruck fühlen sich nach einem Saunabad viel besser, auch weil sich Muskelverspannungen lösen und die Konzentrationsfähigkeit zunimmt.

Worauf sollte man beim Saunieren achten?
- Für Patienten mit ernsten akuten und chronischen Krankheiten (etwa Nierenerkrankungen, schwere Herzleiden, Diabetes, Krampfadern) sind Saunabäder tabu, es sei denn, der Hausarzt hat sie ausdrücklich erlaubt.
- Keinen falschen Ehrgeiz entwickeln, vor allem was die Zahl der Saunagänge betrifft; zwei bis drei genügen. Der Aufenthalt in der Saunakabine sollte kurz, aber intensiv sein; besser etwa zehn Minuten entspannt auf der mittleren und oberen Stufe liegen als länger auf der unteren sitzen.
- Nur kalt oder allenfalls lauwarm duschen, nachdem man zunächst ein kühles Luftbad genossen hat; auf keinen Fall zurück in die Saunakabine gehen, bevor sich die Temperatur wieder auf den Normalwert eingependelt hat.
- In den Ruhepausen und nach dem Saunabesuch nicht in die pralle Sonne oder ins Solarium gehen, denn nach dem Schwitzen ist die Haut besonders empfindlich gegenüber der ultravioletten Strahlung (siehe S. 63).

Wasser in der Ganzheitstherapie

Die vom bayerischen Pfarrer Sebastian Kneipp (1821–97) entwickelte berühmte Heilkunde wird von fünf Säulen getragen, die sicherlich auch von Wetterfühligkeit entlasten können. Dazu gehören auch ausreichende Bewegung oder die Ordnungstherapie, die eine geregelte, naturnahe Lebensweise beinhaltet. Im Mittelpunkt steht jedoch die Wasserkur. Ihre Anwendungen sollen durch die Kälte- und Wärmereize des kalten, warmen oder abwechselnd kalten und warmen Wassers heilsame Reaktionen im Organismus auslösen.

Personen mit Herz- und Kreislaufproblemen oder Venenerkrankungen sollten vor einer Wasserkur unbedingt ihren Hausarzt befragen.

Da Wasser eine sehr hohe Wärmekapazität besitzt, sind die Anwendungen sehr viel intensiver, als wenn man sich lediglich einem Wechselbad der Lüfte aussetzt. Vor allem Personen, die Herz- und Kreislaufprobleme haben oder unter Venenerkrankungen leiden, sollten daher unbedingt zuvor ihren Hausarzt befragen.

Zur kneippschen Wasserkur gehören Bäder, Güsse, Waschungen, feuchte Wickel und nicht zuletzt das Wassertreten. Alle Anwendungen bringen den Kreislauf in Schwung, helfen bei Konzentrationsschwäche, Schlafstörungen und Kopfschmerzen, also den häufigsten Symptomen der Wetterfühligkeit. Sie haben außerdem den Vorteil, dass man sie alleine oder in Gesellschaft, drinnen oder draußen durchführen kann. Die Mitglieder einer Wandergruppe, die im Storchenschritt durch das manchmal neben dem Wanderweg angelegte Tretbecken stolzieren, denken gewiss nicht an die Therapie „wetterassoziierter Krankheitssymptome und Befindlichkeitseinschränkungen" (siehe S. 10) – es macht einfach nur Spaß, zu erleben, wie zunächst die Füße im kühlen Wasser und bald darauf der Kopf für die nächste Etappe erfrischt werden.

Hinweise am Himmel und im Internet

Warmfronttyp und Kaltfronttyp

Ob man überhaupt wetterfühlig oder -empfindlich ist, kann man einfach und sicher herausfinden, indem man ein Tagebuch führt, in das man sämtliche Beschwerden einträgt. Nicht jeder hat die Zeit und das Geschick, professionelle Wetterkarten mit den darin eingezeichneten Luftdruckgebilden und Wetterfronten ausführlich zu studieren und richtig zu deuten. Erfahrungsgemäß treten jedoch die stärksten Beschwerden auf, wenn zwei unterschiedliche Fronten (siehe S. 16) über Mitteleuropa hinwegziehen: die Warmfronten – auf der Karte mit halbkreisförmig gezähnten Linien markiert – und die Kaltfronten, bei denen die Zähne dreieckig sind. Danach lassen sich grob zwei Typen von Wetterfühligen unterscheiden: der Warmfronttyp und der Kaltfronttyp. Zu jeder Front gehört ein charakteristisches Himmelsbild. Beim Durchzug einer Warmfront verfinstert sich der Himmel. Der Warmfronttyp klagt dann über Kopfschmerzen und Schlafstörungen und das Risiko ernster Erkrankungen wächst. Wenn sich dagegen am Himmel mächtige Haufenwolken, oft verbunden mit Gewitter und Sturm, entwickeln, ist nicht nur die Schichtung der Atmosphäre labil. Dem Kaltfronttyp machen Kreislaufprobleme massiv zu schaffen.

Biowetterprognosen

Wertvolle Hinweise für Wetterfühlige bieten die Biowetterprognosen, die auf den Internetseiten der nationalen und kommerziellen Wetterdienste veröffentlicht werden. Sie gehören mittlerweile zum Standardprogramm der Wetterinformation, genauso wie Unwetterwarnungen oder die Straßenwettervorhersage, und helfen bei der Planung der kommenden Tage. Vorbildlich sind in dieser Hinsicht die Biowetterprognosen der nationalen Wetterdienste der Alpenländer, wohl weil die Alpenbewohner häufiger unter dem Föhn leiden müssen. So detailliert wie zum Beispiel der „Medizinisch-meteorologische Hinweis" der Meteoschweiz für den 18. November 2008 wünscht sich der Wetterfühlige beziehungsweise -empfindliche alle Prognosen: „Die Wetterlage kann das Wohlbefinden bei Wetterfühligen und Kranken leicht beeinträchtigen. Die Anfälligkeit für Herz-Kreislauf-Beschwerden in Verbindung mit niedrigem und hohem Blutdruck ist leicht erhöht, ebenso die Neigung zu Migräne oder Kopfschmerzen, Koliken und Angina Pectoris. Die Stimmungslage kann depressiv, aber auch etwas gereizt sein und im rheumatischen Bereich kann es zu leichten wetterbedingten Reaktionen kommen. Personen mit geschwächtem Organismus sollten sich schonen. Im Freien sollten Personen mit Neigung zu Angina-Pectoris-Anfällen wegen der mäßig erhöhten Kältereize ungewohnte Aktivitäten möglichst vermeiden."

Wettergefahren

Wie gefährlich ist das Wetter? Nach Medienberichten offenbar sehr. Praktisch jeden Tag wird aus irgendeinem Winkel der Erde über Naturkatastrophen berichtet, die atmosphärische Ursachen haben: Hurrikane, Tornados, Sturm- und Sturzfluten, Schneestürme, Eisregen … Diese Unwetter richten in der Tat oft verheerende Sachschäden an, fordern mitunter Hunderte bis Tausende von Menschenleben. Sobald sie vorüber sind, geraten sie jedoch bald wieder in Vergessenheit – und nicht ganz zu Unrecht. Spektakuläre Naturereignisse erregen immer besonderes Aufsehen, müssen deswegen aber nicht unbedingt auch die gefährlichsten sein.

Schlimmer als der Blitz

Als die Wettergefahr schlechthin gilt zum Beispiel seit Urzeiten der (Erd-)Blitz, der sich bei Gewittern zusammen mit dem Donner als unzertrennliches Paar eindrucksvoll präsentiert. Natürlich ist es ratsam, die Blitzgefahr nicht zu unterschätzen und sich entsprechend zu verhalten. Wie viele Menschen in Mitteleuropa jährlich vom Blitz erschlagen werden, ist nicht genau bekannt; es dürften maximal ein bis zwei Dutzend sein. Demgegenüber forderte die Hitzewelle im Sommer 2003 allein in Deutschland schätzungsweise 7 000 und in den Niederlanden 1 400 zusätzliche Todesopfer. Noch stärker traf es damals die Franzosen. Extrem hohe Lufttemperaturen sind wohl die ärgsten Wetterrisiken. Mit „schönem" warmem Wetter ist in der Regel eine starke Belastung durch intensive UV-Strahlung verbunden. Sie hat wie die Hitze unmittelbare Folgen, die mancher schon nach einem kurzen Sonnenbad spürt, und darüber hinaus Auswirkungen, die erst nach Jahren oder gar Jahrzehnten zutage treten.

> **Vorsicht, Bauernregel!**
> Bauernregeln haben ihre Tücken, vor allem weil Beobachtungen falsch gedeutet werden. Dies gilt auch für die wohl bekannteste Regel zum Verhalten bei Gewittern: „Buchen sollst du suchen, Eichen sollst du weichen!" Sie reimt sich zwar hübsch, führt jedoch auf gefährliche Weise in die Irre. Denn man könnte daraus den Schluss ziehen, Buchen würden den Erdblitz ablenken, Eichen hingegen anziehen. Unter gleichen Bedingungen (Position im Gelände, Wuchshöhe, Boden) werden beide Baumarten in ungefähr gleicher Häufigkeit vom Blitz getroffen; nur hinterlässt der himmlische Funke unterschiedliche Spuren. An der glatten Rinde der Buche läuft der Blitz wie geschmiert ab, besonders wenn sie durch den Gewitterregen nass und somit elektrisch leitfähiger ist; durch die raue Borke der Eiche brennt der Blitz dagegen eine noch nach Jahren deutlich erkennbare Spur. Hinzu kommt, dass Eichen im Innern ein sehr effektives Wasserversorgungssystem besitzen, das in der Pflanzenwelt nur noch von dem der Lianen übertroffen wird. Trifft der bis zu 30 000 °C heiße Blitz auf diese inneren „Wasseradern", verdampft das Wasser explosionsartig und zerreißt dabei den Baum in Stücke.

Extrem tiefe Temperaturen fordern auf direktem Weg heute in unseren Breiten glücklicherweise nur noch wenige Todesopfer. Trotzdem ist die Kälte ein erhebliches Risiko. Warum würde sonst bei uns in den Wintermonaten die Zahl der Todesfälle einen weiteren Höhepunkt erreichen? Der Kältestress, häufig verbunden mit feuchter, nebliger, schadstoffbelasteter Luft, schwächt den Organismus, fördert die

Wettergefahren

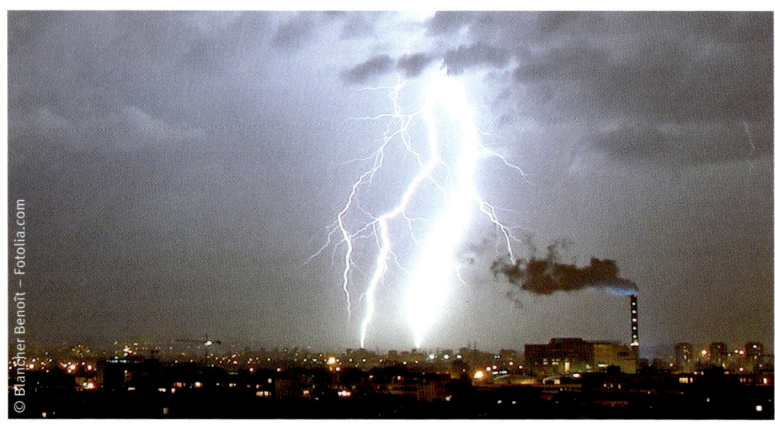

Hitze stellt eine viel größere Wettergefahr als der Blitz dar

Ausbreitung von Atemwegserkrankungen, die nicht ohne Grund Erkältungskrankheiten genannt werden. Eine enge Beziehung besteht gleichfalls zwischen Kälteperioden und der Häufigkeit von Herz- und Gefäßerkrankungen. Diese treten manchmal kurz nach einem Kälteeinbruch, mitunter aber auch Wochen danach auf. Die Beziehungen zwischen den Wetterrisiken und den Krankheiten werden dadurch verschleiert; entsprechend hoch ist deshalb die Dunkelziffer hitze- und kältebedingter Erkrankungen.

Richtiges Verhalten bei Gewittern
Der Blitz schlägt angeblich niemals wieder an derselben Stelle ein, die er schon einmal getroffen hat – das ist nur einer von vielen Irrtümern, was Blitze angeht. Erdblitze suchen sich sehr wohl bestimmte Stellen aus; der Glockenturm des Markusdoms in Venedig wurde zum Beispiel vom 14. bis 18. Jahrhundert neunmal durch Blitzschläge

beschädigt oder ganz zerstört. Diese Gewohnheit verbessert entscheidend die Chancen, einem Blitzschlag zu entgehen. Der US-Amerikaner Roy C. Sullivan hat sie offenkundig nicht genutzt. Zwischen 1942 und 1977 wurde er siebenmal vom Blitz getroffen! Insbesondere vor den folgenden bevorzugten Einschlagsorten sollte man sich bei Gewittern fernhalten:
- Höhere Punkte wie Bergspitzen, Felsgrate oder Türme sowie einzeln stehende Bäume (egal ob Buchen oder Eichen), Waldränder und Ufer von Flüssen und Seen, aber auch Abgründe, in die man durch Druckwellen geschleudert werden könnte.
- Leicht gebaute Gebäude ohne Blitzschutzanlage, Hütten und Zelte, besonders die Außenwände und Fenster sowie elektrische Geräte und Anschlüsse.

Guten Schutz vor Blitzschlag bieten vor allem Autos, die wie Faradaykäfige wirken, allerdings nur bei geschlossenen Fenstern, eingefahrener Antenne und möglichst weit von Objekten geparkt, die umstürzen könnten. Der Blitz ist nämlich nur eine der Gefahren, die bei Gewittern drohen. Starkregen mit Aquaplaning, Hagel, Sturmböen und entwurzelte Bäume sind gewiss noch ärgere.

Ultragefährliche Strahlen

Mittags, wenn die Sonne hoch über dem Horizont steht, ist ihr Licht blendend weiß. Doch jeder Regenbogen führt uns vor Augen, dass das sichtbare Sonnenlicht aus Strahlen verschiedener Farben und Wellenlängen besteht. Zum sichtbaren Licht kommt die unsichtbare Strahlung an den Enden des Spektrums; man sieht sie nicht, aber man spürt sie, vor allem die ultraviolette oder UV-Strahlung, die den Sonnenbrand verursacht. Dabei dringen die energiereichen Strahlen in die Haut ein und schädigen dort die Zellen. Der Körper reagiert darauf mit einer stärkeren Durchblutung, was an der geröteten Haut zu erkennen ist.

Bei einer zu hohen Strahlendosis, die besonders im Hochgebirge und an Sandstränden schnell erreicht wird, sterben die Hautzellen ab, die Haut löst sich streifen- und blasenartig. Es entstehen nicht selten offene Wunden, die Krankheitserregern der verschiedensten Art Tür und Tor öffnen. Spätestens dann ist es an der Zeit, den Arzt aufzusuchen und sich auf eine Nacht mit Schmerzen einzustellen.

Medikamente, Après-Sun-Produkte und diverse Hausmittel (kühle Duschen und Umschläge, medizinisch nicht ganz unbedenkliche Cremes aus Quark oder Joghurt) bringen bei leichtem Sonnenbrand meist rasche Linderung und Heilung. Das Problem ist jedoch, dass sich die Haut Schäden durch UV-Strahlung gewissermaßen merkt und darauf mit vorzeitiger Alterung und Faltenbildung reagiert. Gleichzeitig nimmt das Risiko zu, früher oder später an Hautkrebs zu erkranken und zu sterben. Dieses Risiko hat sich zum Beispiel in den alten Ländern der Bundesrepublik Deutschland zwischen dem Beginn der 1970er- und dem Beginn der 1990er-Jahre fast verdoppelt. Männer waren deutlich stärker betroffen als Frauen. Und mit jedem Jahr, in dem sich das Ozonloch in der höheren Atmosphäre ausbreitet und einen größeren Anteil der UV-Strahlen passieren lässt, wächst die Gefahr (siehe S. 125).

> **Das Risiko, an Hautkrebs zu erkranken, hat sich in den alten Bundesländern zwischen dem Beginn der 1970er- und dem Beginn der 1990er-Jahre fast verdoppelt.**

Vorbeugung ist die beste Medizin

Sonnenbrand und der Hautkrebs, der der geröteten Haut oft nach langer Zeit folgt, sind keine unabwendbaren Risiken. Man kann sich auf verschiedene Weise dagegen schützen.

- Bei der Kleidung immer an die Drei-H-Regel denken: Hut, Hemd, Hose. Textilien bieten einen relativ sicheren, aber nicht kompletten

Ultragefährliche Strahlen

Schutz vor der UV-Strahlung. Je nach Material, Dicke, Farbe und Feuchtigkeit können ohne Weiteres 20 Prozent der Strahlungsmenge die textile Schutzhülle passieren. Nasse T-Shirts sofort gegen trockene eintauschen.

- Nicht an Sonnencreme und Sonnenmilch sparen. Für die rund zwei Quadratmeter Hautfläche, die ein erwachsener Mensch besitzt, rechnet man ungefähr mit einer Schnapsglasfüllung. Da ist eine Tube oder Flasche bald leer. Am besten vor der Reise einen ausreichenden Vorrat einkaufen.
- Der Sonnenschutz beginnt schon mindestens eine halbe Stunde vor dem Sonnenbad. So lange dauert es, bis die Lichtschutzpräparate ihre volle Wirksamkeit entfalten.
- Spätestens nach einer halben Stunde Aufenthalt im Wasser ist der Schutzfilm aus Sonnenmilch abgewaschen. Danach gründlich abtrocknen und neu eincremen. Der Lichtschutzfaktor lässt sich dadurch jedoch nicht beliebig steigern; irgendwann ist die Zeit für ein gefahrloses Sonnenbad abgelaufen.
- Die besten Zeiten für Sonnenbäder sind die frühen Morgen- und die späten Nachmittagsstunden. In der Mittagszeit von etwa 11 bis 15 Uhr (Ortszeit) sollte man der strapazierten Haut eine Erholungspause gönnen. Der Schatten unter einem Sonnenschirm reicht dafür nicht aus, denn er hat meistens nur einen bescheidenen Lichtschutzfaktor von etwa 5. Deshalb sollte man sich über Mittag im Haus aufhalten. Ebenso trügerisch ist die Hoffnung, man sei bei bedecktem Himmel vor Sonnenbrand gefeit.
- Besonders wichtig ist der Sonnenschutz bei kleinen Kindern. Im Unterschied zu den „dickhäutigeren" Erwachsenen ist Kinderhaut dünner und empfindlicher; erst im Lauf des Lebens stellt sich der Eigenschutz der Haut ein. Babys gehören niemals in die pralle Sonne!

Wettergefahren

Sonnenbrandrisiko

Das Risiko, einen Sonnenbrand zu erleiden, wird in der Biometeorologie durch den sogenannten UV-Index (UVI) ausgedrückt. Je höher der Index, umso höher ist das Risiko. Über den UV-Index in Mitteleuropa und weiteren Erdteilen informieren unter anderem regelmäßig die Internetseiten des Deutschen Wetterdienstes.

- UVI 0–1: UV-Belastung niedrig; Sonnenbrand unwahrscheinlich; Schutzmaßnahmen nicht erforderlich.
- UVI 2–4: UV-Belastung mittel; Sonnenbrand ab 30 Minuten möglich; Schutzmaßnahmen empfehlenswert.
- UVI 5–7: UV-Belastung hoch; Sonnenbrand ab 20 Minuten möglich; Schutzmaßnahmen erforderlich.
- UVI 8 und mehr: UV-Belastung sehr hoch; Sonnenbrand in weniger als 20 Minuten möglich; Schutzmaßnahmen unbedingt erforderlich. Dieser Wert wird in vielen beliebten Reiseländern, insbesondere in denjenigen, die unter dem Ozonloch (siehe S. 125) über der Südhalbkugel liegen, klar überschritten. Die weltweit höchsten UVI-Werte liegen bei 13: Sie werden in einigen Ländern am Äquator sowie in Australien erreicht.

Glückliche und Unglückliche

Sonnengebräunte Haut gilt als sichtbarer Beweis für einen gelungenen Urlaub. Leider kommen nicht alle Urlauber in diesen Genuss, denn je nach Hauttyp und natürlicher Pigmentierung können sich die nach den individuellen „Brandzeiten" den Kategorien 3 und 4 zugeordneten Personen unbesorgt einer effektiven UV-Dosis von 800–1000 Joule pro Quadratmeter (J/m^2) Hautfläche aussetzen, bevor sich die Haut sichtbar rötet und bräunt. Dazu gehören allerdings nur von Natur aus dunkelhäutige Menschen. Bei hellhäutigen Europäern der Kategorien 1 und 2 treten entsprechende Reaktionen bereits bei 600 J/m^2 und bei den besonders empfindlichen Mittel-, Nord- und Westeuropäern zum Teil sogar schon bei weniger als 300 J/m^2 auf.

Schnee, Sand, Eis und Licht

Der Hohe Sonnblick, ein Dreitausender in den österreichischen Alpen, verrät schon durch seinen Namen, dass dort die Sonne häufiger durch die Wolken kommt. In den Wintermonaten Dezember bis Februar, wenn der Gipfel meistens tief verschneit ist, zeigt sie sich insgesamt über 300 Stunden lang am Himmel – und was könnte Wintersportler mehr erfreuen als tiefer Schnee und strahlender Sonnenschein? Die Kombination von Schnee oder Eis und Sonnenschein ist allerdings genauso erfreulich wie gefährlich. Denn sie kann zur Schneeblindheit führen.

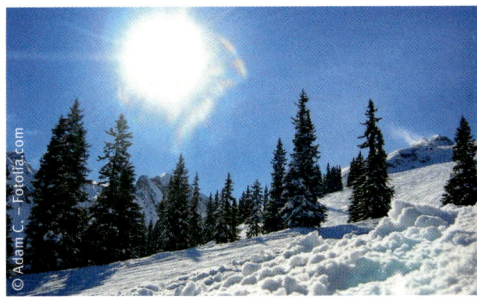

Die Kombination von Schnee oder Eis und Sonnenschein kann zu Schneeblindheit führen

Eine ähnliche Schädigung der Augen durch das Sonnenlicht könnte man als Sandblindheit bezeichnen. Sie droht besonders an den Sandstränden tropischer Küsten.

Schnee und Eis oder heller Sand, der hinter tropischen Korallenriffen mitunter tatsächlich schneeweiß ist, besitzen, wie die Meteorologen sagen, eine sehr hohe Albedo (Rückstrahlungsvermögen), die durch das Verhältnis zwischen einfallender und reflektierter Lichtmenge ausgedrückt wird. Sie beträgt bei Neuschnee bis zu 95 Prozent, bei Gletschereis bis zu 45 Prozent und bei Sand bis zu 60 Prozent. Das direkt einfallende und das von den hellen Oberflächen zurückgeworfene Licht summieren sich mitunter auf fast das Doppelte und blenden die Augen. Allein dies ist schon lästig und gefährlich. Da das Sonnenlicht neben dem sichtbaren Licht auch energie-

Da das Sonnenlicht auch energiereiche ultraviolette Strahlen enthält, können die Augen ähnlich wie die Haut einen „Sonnenbrand" bekommen.

reiche ultraviolette Strahlen enthält, können darüber hinaus die Augen geschädigt werden; sie erleiden ähnlich wie die Haut einen „Sonnenbrand". Die aggressive UV-Strahlung lässt die Zellen, die nahe der Oberfläche der Augenhornhäute liegen, absterben.

Schneeblindheit

Schneeblinde Menschen sehen ihre Umwelt nur noch verschwommen wie im Nebel; da wird jede Tour auf Eis-, Firn- und Schneefeldern zum unkalkulierbaren Risiko. Manchmal lösen sich die äußeren Hornhautschichten ab und die Nervenenden werden freigelegt. Starke Schmerzen verbunden mit Tränenfluss und extremer Lichtempfindlichkeit sind die Folgen. Der wirksamste Schutz vor Schnee- oder Sandblindheit ist eine geeignete Sonnenbrille.

Was tun gegen Schneeblindheit? Patienten sollten sich auf jeden Fall im Dunkeln aufhalten; Linderung bringen Augentropfen, die schmerzstillend und abschwellend auf die Hornhäute wirken, sowie kalte Umschläge. Wird die Schneeblindheit rechtzeitig behandelt, unter anderem mit antibiotischen Salben, heilt sie nach zwei bis drei Tagen ab. Andernfalls können nach Hornhautentzündungen Vernarbungen zurückbleiben, die das Sehvermögen auf Dauer beeinträchtigen.

Die richtige Sonnenbrille
In der mit Eis und Schnee bedeckten Landschaft ist die Schneebrille, die Gletscherbrille oder die Sonnenbrille mehr als nur ein modisches Accessoire. Sie ist für den Schutz der Augen unentbehrlich. Die optimale Sonnenbrille sollte folgende Kriterien erfüllen:
- Sie sollte das für die Augen schädliche UV-Licht (siehe S. 63) durch getönte oder ungetönte Gläser möglichst zu 100 Prozent absorbieren.

Schnee, Sand, Eis und Licht

- Sie sollte das sichtbare Licht zu 5–10 Prozent durchlassen und dabei eine möglichst geringe Farbverfälschung bewirken; dafür sind dunkelbraun getönte Gläser am besten geeignet.
- Sie sollte leichte und bruchsichere Kunststoffgläser sowie ein bruchfestes Gestell besitzen und an einem stabilen Brillenband um den Hals getragen werden; im Hochgebirge kann der Verlust einer Brille schlimme Folgen haben.
- Sie sollte große Gläser haben, die der Form des Gesichtes angepasst sind, den Augenbereich vollständig bedecken und durch einen stabilen Rahmen die Augen von allen Seiten her gegen Streulicht schützen.
- Vor allem sollte sie ständig getragen werden, nicht nur bei hellem Sonnenlicht, denn die diffuse Strahlung bei bewölktem Himmel ist kaum weniger gefährlich als die direkt einfallende beziehungsweise von Eis- und Schneefeldern reflektierte Strahlung.

Übrigens: Hochgebirgstaugliche Sonnenbrillen sind in der Regel für den Gebrauch im Alltag, besonders im Straßenverkehr, nicht geeignet.

Whiteout

Mit dem Licht hat auch ein anderes Phänomen zu tun, das als Whiteout bezeichnet wird und sowohl Polarforschern als auch Alpinisten und Wintersportlern vertraut ist. Mitunter gehen der weiße, schneebedeckte Erdboden und der von weißen Wolken oder durch Schneegestöber und Schneetreiben verhangene Himmel nahtlos ineinander über, der Horizont verschwimmt, ebenso die sonst vom Schatten gezeichnete Landschaftskontur. Man erkennt weder die Gletscherspalte noch den Abgrund, die sich vor einem auftun. Dann versagt der

Der Horizont und die sonst vom Schatten gezeichnete Landschaftskontur verschwimmen. Man erkennt weder die Gletscherspalte noch den Abgrund, die sich vor einem auftun.

Gesichtssinn des Menschen. Bei manch einem ist es so schlimm, dass er nicht einmal mehr aufrecht stehen kann, er torkelt vorwärts – und stürzt womöglich irgendwann ab.

Der Whiteout ist an bestimmte Wetterlagen gebunden und deshalb berechenbar. Meistens passieren die Unfälle bei bedecktem Himmel ohne nennenswerten Niederschlag; dann folgen die Tage, an denen es kräftig schneit. Bei diesen Wetterlagen wird das Sonnenlicht diffus gestreut, kann – wenn überhaupt – nur sehr schwache Schatten erzeugen. Hinzu kommt, dass das Licht von den Teilchen nach den Regeln der sogenannten Mie-Streuung in der Erdatmosphäre vorwärts, also zu den Augen des Beobachters hin, gestreut wird. Dies ergibt ein strahlend helles, blendendes Licht.

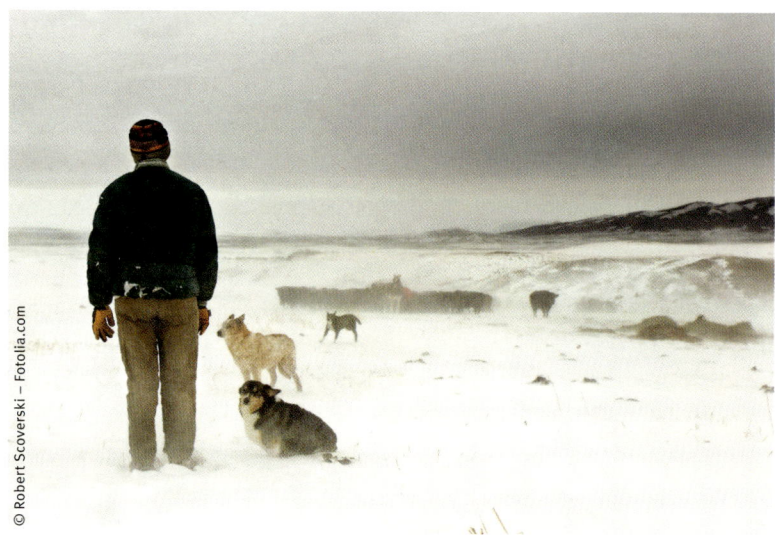

Beim Whiteout versagt der Gesichtssinn des Menschen

Eisnebel

Wird der Schnee von einem kräftigen Wind dicht über die Erdoberfläche geweht, ist ebenso mit Whiteout zu rechnen – und noch mehr: Die in der bewegten Luft verfrachteten winzigen Eiskristalle erzeugen einen ungewöhnlich dichten Nebel, in dem man buchstäblich die eigene Hand nicht mehr vor den Augen sieht. Der eigentliche Eisnebel ist glücklicherweise in unseren Breiten ein seltenes Phänomen. Bei Lufttemperaturen unter −30 °C, die zwischen Nordsee und Alpen äußerst selten gemessen werden, erstarren der in der Luft enthaltene Wasserdampf und die unterkühlten Wassertröpfchen zu 12–30 Mikrometer großen Eisnadeln. Mit jedem Atemzug gelangen sie bis in die feinsten Lungengefäße, schmelzen dort und blockieren die Aufnahme von Sauerstoff. Der Mensch ertrinkt sozusagen im Luftmeer.

Was tun bei Eisnebel? Schutz vor den gefährlichen Eiskristallen bietet ein fest vor den Mund und die Nase gebundener Schal oder – noch besser – eine Art textile Maske (Sturmhaube), die den gesamten Kopf bis auf den Augenbereich umschließt. Sie wirkt sozusagen als Schadstofffilter und bewahrt außerdem noch vor einem Übel, das in großen Höhen zuweilen zur Qual wird: dem krampfartigen sogenannten Himalaja-Husten, der sehr schmerzhaft sein kann, aber eine völlig andere Ursache hat als der Eisnebel. Auslöser ist in diesem Fall die extrem wasserdampfarme Höhenluft, die die Atemwege reizt. Der in dem Schal oder der Maske kondensierte Wasserdampf der Atemluft verhindert eine zu starke Austrocknung.

Temperaturen: eher Gefühlsangelegenheiten

Der Mensch ist kein Thermometer auf zwei Beinen. Er misst die Temperaturen in seiner unmittelbaren Umgebung nicht objektiv mit geeichten Instrumenten, sondern empfindet sie subjektiv mit fast allen Sinnen. Diese sogenannten gefühlten Temperaturen liegen oftmals um mehrere Grad über oder unter den tatsächlich gemessenen. Genauso wichtig wie die Lufttemperatur sind dafür die Windgeschwindigkeit, die Luftfeuchtigkeit, die Sonnenstrahlung und die Wärmestrahlung der Atmosphäre sowie weitere Faktoren, die im Klima-Michel-Modell (siehe S. 74) berücksichtigt werden. Daraus ergibt sich eine Tabelle des Wärme- bzw. Kälteempfindens (siehe unten). Ungefähr oberhalb einer gefühlten Temperatur von 26 °C verwandelt sich der Wärmereiz in Hitzestress, unterhalb −13 °C der Kältereiz in Kältebelastung. Werden diese Grenzwerte wesentlich über- beziehungsweise unterschritten, wird die Temperatur zum Wetterrisiko mit ernsten Folgen für die Gesundheit.

Gefühlte Temperatur und Belastungsstufen (Quelle: Deutscher Wetterdienst)

Gefühlte Temperatur °C*	Kälte-/Wärme-Empfinden	Kälte-/Wärme-Belastung
≤ −39	sehr kalt	extremer Kältestress
−26 bis −39	kalt	starker Kältestress
−13 bis −26	kühl	mäßiger Kältestress
0 bis −13	leicht kühl	schwacher Kältestress
0 bis −20	behaglich	Komfort möglich
+20 bis +26	leicht warm	schwache Wärmebelastung
+26 bis +32	warm	mäßige Wärmebelastung
+32 bis +38	heiß	starke Wärmebelastung
≥ +38	sehr heiß	extreme Wärmebelastung

* Konkrete Angaben zur gefühlten Temperatur in deutschen Städten sind zum Beispiel täglich auf den Internet-Seiten des Deutschen Wetterdienstes zu finden.

Die Rolle der Luftfeuchtigkeit

Neben der Windgeschwindigkeit, die über den Windchill (siehe S. 83) die gefühlten Temperaturen durchaus um 15 °C und mehr unter die gemessenen sinken lassen kann, spielt insbesondere die Luftfeuchtigkeit eine entscheidende Rolle. Ein hoher Gehalt der Luft an Wasserdampf erzeugt das sehr unangenehme Gefühl der Schwüle. Feuchtwarme, kaum bewegte Luftmassen stellen bei Reisen in die feuchten Tropen und Subtropen für den Organismus eine erhebliche Belastung dar. Im Frühsommer sollte man daher nicht nach China oder Japan reisen. Schwüle Hitze herrscht aber auch öfters zwischen Nordsee und Alpen. Berühmt-berüchtigt sind hier die großen Städte im Oberrheinischen Tiefland, etwa Mannheim/Ludwigshafen oder Karlsruhe.

Der Begriff „schwüle Hitze" ist nicht ganz zutreffend, denn die Schwüle stellt sich mitunter bereits bei milden, frühlingshaften Temperaturen ungefähr oberhalb 16 °C ein. Auf der anderen Seite können hochsommerliche Temperaturen über 30 °C noch als angenehm empfunden werden – sofern die Luft nur wenig Wasserdampf enthält und ein stärkerer Wind weht, die Kleidung perfekt an die hohen Temperaturen angepasst ist und man größere körperliche Anstrengungen vermeidet. Allgemein steigt die gefühlte Temperatur unter warm-sonnigen, feuchten und windschwachen Bedingungen viel schneller als die Lufttemperatur an. Bei angenehmen milden und trockenen Bedingungen mit mäßigem Wind kann sie aber auch unter die Lufttemperatur absinken. Als Hinweis auf das „Kühlregime" gilt der Zustand der Haut an den Unterarmen: Fühlt sie sich kühl und trocken an, ist das Kühlregime optimal; bei kühler und feuchter sowie bei warmer und feuchter Haut wirken die Temperaturen dagegen belastend.

> **Fühlt sich die Haut an den Unterarmen kühl und trocken an, ist das Kühlregime des Körpers optimal.**

Wettergefahren

Der Klima-Michel

Wie sieht der typische deutsche Mann aus? Er ist 1,75 Meter groß, wiegt 75 Kilogramm und ist etwa 35 Jahre alt. In seiner Freizeit wandert er gerne durch den tiefen Wald, in dem kaum ein Lüftchen weht. Dabei legt er im Durchschnitt rund vier Kilometer pro Stunde zurück. Ordentlich und auf die Gesundheit bedacht, wie er nun einmal ist, passt er stets seine Kleidung der jeweils herrschenden Witterung an, trägt im Sommer ein kurzärmeliges Hemd, leichte lange Hose und Sandalen, im Winter einen wollenen Anzug mit Wintermantel, Kopfbedeckung und warmen Schuhen.

So ungefähr könnte ein Deutscher aussehen. Man wird ihm auf Wanderungen allerdings kaum begegnen, denn wie sein Name verrät, ist Klima-Michel eine Modellfigur. Sie wurde von den Experten des Deutschen Wetterdienstes ersonnen, um die gefühlte Temperatur und damit das Kälte- beziehungsweise Wärmegefühl möglichst genau zu bestimmen. Denn ob einer friert oder ihm zu heiß wird, hängt nicht nur von den in den Wetterwarten gemessenen physikalischen Werten ab, sondern entscheidend auch von seiner persönlichen Konstitution, der Kleidung, die er trägt, und der körperlichen Aktivität, die er bei einer bestimmten Witterung und in einer bestimmten Umgebung entfaltet (deshalb der Hinweis auf den schattigen, grünen Wald). Vielleicht sollte den vielen Faktoren noch ein psychischer hinzufügt werden. Manche Menschen bekommen zum Beispiel schon zu Hause am warmen Ofen eine Gänsehaut, wenn sie nur an Eis und Frost denken.

Gleichwarme Tiere, zu denen auch der Mensch zählt, sind darauf angewiesen, die Temperatur im Kern des Körpers auf ungefähr gleichem Niveau zu halten. Bei unserer Spezies beträgt sie etwa 37 °C. Abkühlung und Aufheizung der Körperoberfläche stören den ausgeglichenen Wärmehaushalt. Für die Abgabe überflüssiger Wärme ist der Mensch sehr gut eingerichtet; rund 90 Prozent werden über die

Haut und 10 Prozent durch die Atemluft abgegeben. Gegen zu starken Wärmeentzug hilft eigentlich nur geeignete, wärmedämmende Kleidung; Bewegung zehrt ungemein an den Energiereserven. Je mehr die gefühlte Temperatur vom grünen Bereich abweicht, desto mehr werden Herz, Kreislauf und die Blutgefäße nahe der Körperoberfläche belastet. Beispielsweise muss das Herz bei Hitzestress eine viel größere Leistung erbringen, das durch die Schweißverdunstung auf der Haut abgekühlte Blut ständig umwälzen, damit die optimale Körperkerntemperatur von etwa 37 °C gehalten werden kann.

Sonnenstich & Co.

Der Mensch besitzt eine erstaunlich große Fähigkeit, seine Körpertemperatur zu regulieren. Irgendwann ist jedoch auch dieses für sein Überleben unter extrem warmen Klimabedingungen notwendige Potenzial erschöpft, und es kommt zu einer ernsthaften Störung der Wärmeregulation. Sie wird vor allem durch fünf Faktoren ausgelöst, die meistens zusammenwirken: hohe Lufttemperaturen, hohe Luftfeuchtigkeit, geringe Windgeschwindigkeiten am Körper wegen zu schwacher Ventilation (siehe S. 87), hohe Hitzestrahlung (direkt durch die Sonne oder von Oberflächen zurückgeworfen) sowie anstrengende Tätigkeiten, bei denen Wärme entsteht. Dann ist der Körper häufig nicht mehr in der Lage, die Wärme über die Haut durch Schwitzen und Verdunstungskühlung ausreichend abzuführen. Es stellen sich bald typische Hitzeerkrankungen ein; die vier häufigsten sind Hitzekrämpfe, Hitzeerschöpfung, Hitzschlag und Hitzekollaps.

Hitzekrampf

Hitzekrämpfe hat wohl schon jeder einmal an heißen Tagen erlebt. Sie ereilen einen vor allen Dingen nachts, wenn man nichts ahnend im Bett liegt und plötzlich spüren muss, wie sich die Oberschenkel- und Wadenmuskulatur sehr schmerzhaft verkrampft. Ursachen derartiger Krämpfe sind übermäßige Wasser- und Salzverluste (insbesondere von Kochsalz), mit denen der Körper bei schweißtreibenden Lufttemperaturen nicht mehr fertig wird. Vorbeugend wirken eine ausreichende Flüssigkeits- und Salzzufuhr durch reichliches Trinken von Mineralwasser und/oder entsprechende Präparate, die in jeder Apotheke erhältlich sind.

Hitzeerschöpfung

Sie äußert sich in heftigem Schwitzen, einer meist feuchten Haut, deutlich erhöhter Körpertemperatur (in der Regel über 39 °C) und allgemeinen Symptomen wie Müdigkeit, schwachem Puls und erniedrigtem Blutdruck. Sie können sich leicht zu Anzeichen eines gefährlichen Schocks mit Bewusstlosigkeit steigern. Spätestens dann ist es an der Zeit, einen kühlen Raum aufzusuchen, sich dort flach hinzulegen, mit isotonischen Lösungen den Wasser- und Salzhaushalt wieder ins Gleichgewicht zu bringen und sich möglichst unter ärztlicher Aufsicht vom Hitzestress zu erholen.

Hitzschlag

Die mildere Form des Hitzschlags ist als Sonnenstich bekannt. Sie entsteht vor allem durch starke Sonneneinstrahlung auf den unbedeckten Kopf. Im Unterschied zur Hitzeerschöpfung ist die Haut dabei eher trocken, überwärmt und rot. Als charakteristische Symptome stellen sich bei Körpertemperaturen über 40 °C unter anderem Kopfschmerzen, Schwindel, Herzjagen und Nackensteife ein. Hinzu kommen Bewusstseinsstörungen und Krämpfe; oftmals ist der Patient nicht mehr in der Lage, seine Situation richtig einzuschätzen. Ein Hitzschlag kann fatale Folgen haben – im Zweifelsfall sollte man daher immer einen Arzt zurate ziehen. Vorsicht bei der Zufuhr von Flüssigkeiten: Es besteht die Gefahr, dass sich der Patient verschluckt!

Hitzekollaps

Eng aneinandergedrängte Menschenmassen, in denen sich der Einzelne kaum noch frei bewegen kann, sind für viele Menschen an sich schon eine sehr unangenehme Vorstellung; kommen dann noch hohe Lufttemperaturen, nur schwache Luftbewegungen und eine ungünstige Kleidung hinzu, droht der Hitzekollaps mit plötzlichem Schwindel bis hin zur Bewusstlosigkeit. Durch einen Sturz können sich noch schlimmere Folgen einstellen. Überhöhte Körperkerntemperaturen spielen in diesem Fall meistens keine wesentliche Rolle; der Rückzug aus dem Gedränge (in dem die Menschen ja zusätzlich zur aufgeheizten Atmosphäre jede Menge Wärme produzieren) in ruhigere, kühlere Gefilde bringt schon nachhaltige Linderung der Beschwerden und beugt dem Hitzekollaps vor.

Todefälle durch charakteristische Hitzeerkrankungen sind in unseren Breiten, wo die höchsten jemals gemessenen Lufttemperaturen um 40 °C schwanken, glücklicherweise recht selten. Sie kommen insbesondere vor, wenn Alarmsignale nicht ernst genommen und die eigenen Kräfte überschätzt werden. In der Statistik äußert sich schon mäßiger Wärmestress oftmals viel stärker dadurch, dass er bereits geschwächte Menschen zusätzlich belastet – und nicht selten über die Belastungsfähigkeit des Organismus hinaus. In dieser Hinsicht ist der Rekordsommer 2003 in Mitteleuropa ein berühmt-berüchtigtes Beispiel. Angaben des Gesundheitsministeriums zufolge gab es allein in Frankreich durch die extreme Hitze mindestens 11 000 zusätzliche Todesfälle.

Todesfälle durch charakteristische Hitzeerkrankungen sind in unseren Breiten zum Glück recht selten.

Wettergefahren

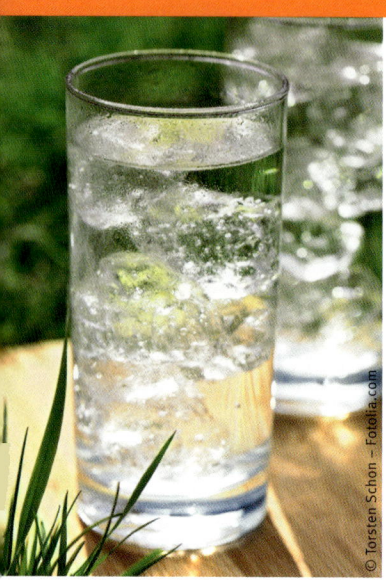

Viel trinken hilft Hitzeerkrankungen vorzubeugen

Hitzewellen und die Zahl der täglichen Todesfälle hängen, wie zahlreiche Studien belegen, eng zusammen. Im Juli 1987 starben zum Beispiel in Griechenland während einer Hitzewelle mit Höchsttemperaturen von bis zu 46 °C innerhalb einer Woche 4 000 Menschen mehr als im statistischen Durchschnitt. Dabei sind nicht allein die täglichen Höchsttemperaturen ausschlaggebend; bleibt es wie am 12./13. August 2003 mit Tiefsttemperaturen in Deutschland von bis zu 28 °C auch nachts sehr warm, dann ist an einen erholsamen Schlaf nicht zu denken. Darunter leiden vor allem Stadtbewohner, denn die Gebäude und Straßen heizen sich tagsüber stark auf und speichern die Wärme bis in die Nacht. Allgemein sind ältere und sehr junge Menschen sowie Personen, die unter Herz-Kreislauf- und Atemwegserkrankungen leiden, am stärksten betroffen. Gesunde Erwachsene verkraften extreme Wärmebelastung besser. Wenn sie dann noch genügend Geld besitzen, um sich mit Ventilatoren und Klimaanlagen gegen die Hitze wappnen zu können, dürfen sie einer Hitzeperiode buchstäblich cool entgegenblicken. Diese Möglichkeit haben finanziell schwächer Gestellte häufig nicht, und in Zeiten steigender Energiepreise wird sich das Problem gewiss weiter verschärfen.

Ganz wichtig: trinken
Hohe, schweißtreibende Lufttemperaturen sind mit erheblichen, mitunter lebensbedrohlichen Wasserverlusten verbunden. Deshalb gehört zur Vorbeugung vor allem auch eine ausreichende Wasserzufuhr. Die erforderliche Trinkmenge liegt über den Tag verteilt um ein

bis drei Liter höher als unter normalen Bedingungen, zum Teil noch darüber. Allerdings sollte man stets kontrolliert und das richtige Getränk trinken.
- Auf den Durst ist nicht immer Verlass; er meldet sich bei Wasserverlusten oftmals zu spät. Zuverlässigere Hinweise sind das Körpergewicht und die Farbe des Urins. Das Gewicht sollte regelmäßig unter jeweils gleichen Bedingungen, beispielsweise morgens vor dem Frühstück ohne Kleidung, bestimmt und deutliche Gewichtsverluste durch Flüssigkeitszufuhr ausgeglichen werden. Zusätzlich sollte man auf den Urin achten; eine dunklere Farbe weist auf Flüssigkeitsmangel hin.
- Um die Flüssigkeit besser speichern zu können, sollte man zu einem Mineralwasser mit höherem Gehalt an Natrium (0,5 bis maximal 1 g/l) sowie an Magnesium (mindestens 80 bis maximal 150 mg/l) greifen; die Werte sind in der Regel auf dem Flaschenetikett verzeichnet.
- „Viel hilft viel" gilt hier nicht. Die Trinkmenge darf die durch das Wiegen ermittelten Flüssigkeitsverluste nicht übersteigen. Denn bei zu großen Flüssigkeitsmengen kann das Blut so stark verdünnt werden, dass die Konzentration an Natrium sinkt und gefährliche Wassereinlagerungen im Gehirn drohen.
- Besonders in Ländern mit niedrigeren Hygienestandards wird beim Versuch, Hitzeerkrankungen vorzubeugen, nicht selten gewissermaßen der Teufel mit dem Beelzebub ausgetrieben. Auf Leitungswasser, offen angebotene Getränke oder auch Eiswürfel sollte man tunlichst verzichten; schnell können nämlich zu den Wasserverlusten durch Schwitzen noch größere Wasserverluste durch Durchfallerkrankungen kommen. Hygienisch unbedenklich sind nur industriell in Flaschen oder Dosen abgefüllte Getränke, die original verschlossen sind.

Die Gefahr, die aus der Kälte kommt

Zum kalten Ende der Temperaturskala hin sind fast alle Menschen sehr viel empfindlicher als zum warmen Ende hin. Lufttemperaturen von 15–20 °C gelten allgemein als frühlingshaft-behaglich. Bezeichnenderweise entsprechen die 15 °C recht genau der gegenwärtigen Mitteltemperatur unseres Planeten; offenbar hat sich die Menschheit an sie angepasst. Dagegen werden –15 bis –20 °C allgemein als Kältestress empfunden. Hat dies vielleicht etwas mit der Evolution des Menschen vor einigen Millionen Jahren in den heißen Savannenlandschaften Ostafrikas zu tun? Sicher ist, dass wir gegen die Kälte schlechter gewappnet sind als gegen die Hitze. Einen wirksamen Schutz bietet lediglich die passende Kleidung (siehe S. 84); das Kältezittern, mit dem im Körper durch kleine, schnelle Muskelbewegungen Wärme erzeugt wird, bringt kaum Ausbeute und verbraucht dafür eigentlich viel zu viel Energie. Der Kältestress kann daher leicht zu Kälteschäden, zu Erfrierungen und Unterkühlung führen.

Erfrierung

Naturgemäß macht sich die Kälte zuerst an der Körperschale bemerkbar, in der die Gewebetemperaturen deutlich unter denen im Kern des Körpers liegen. Die Symptome sind Jucken und taubes Gefühl in Nase, Ohren, Fingern und Zehen, weißgraue oder blaurote Flecken auf der Haut, dazu Blasen (Frostbeulen) und Schwellungen. Bei Erfrierungen dritten Grades kommt es zu einer vollständigen Zerstörung des betroffenen Gewebes, die bleibende Schäden hinterlässt.

Unterkühlung

Bei Erfrierungen greift der Frost nur an der Oberfläche des Körpers an, bei der Unterkühlung dringt er bis in den Kern vor und lässt dort

Die Gefahr, die aus der Kälte kommt

die Körperkerntemperatur von normal etwa 37 °C um mehrere Grad sinken. Ursachen sind vor allem zu tiefe Umgebungstemperaturen, ungeeignete Kleidung, zu wenig Bewegung und Unfälle (etwa Lawinen oder Stürze in kaltes Wasser). Besonders bei kleinen Kindern, die im Kinderwagen durch Körperbewegungen keine eigene Wärme erzeugen können, tritt Unterkühlung relativ schnell auf.

Eine leichte Unterkühlung bis auf etwa 34 °C äußert sich zunächst in Kältezittern, Unruhe, einem blassen, mitunter bläulichen Hautton und schnellerem Herzschlag. Spätestens bei 30 °C schlagen die Symptome um: Herzschlag und Atmung werden langsamer; der unterkühlte Mensch wird teilnahmslos und starr. Sinkt die Temperatur im Kern des Körpers noch weiter, kommt Bewusstlosigkeit hinzu, der Betroffene reagiert nicht mehr auf äußere Reize, zeigt Merkmale des Scheintods (wie weit geöffnete, starre Pupillen), aus dem bald der echte Kältetod werden kann.

Sinkt die Temperatur im Kern des Körpers unter 30 °C, wird der Betroffene bewusstlos und zeigt Merkmale des Scheintods, wie weit geöffnete, starre Pupillen.

Was tun gegen Unterkühlung? In den Stadien mäßiger bis schwerer Unterkühlung ist sofort der Notarzt zu verständigen. Bis zum Eintreffen sollte man versuchen, die Körperkerntemperatur behutsam wieder anzuheben, vor allem indem man den unterkühlten Menschen von feuchten Kleidungsstücken befreit, ihn in warme Decken hüllt und – sofern er noch bei Bewusstsein ist – ihm etwas Warmes zu trinken gibt. Auf keinen Fall jedoch die Haut massieren, denn dadurch gelangt noch mehr kühles Blut aus der Körperschale in den Körperkern und verstärkt dort die Unterkühlung. Am besten ist es, das Frostopfer flach zu lagern und möglichst jede Bewegung der Arme und Beine zu vermeiden. Sie hätte einen ähnlichen Effekt wie die Massage.

Wettergefahren

Frostschutzmittel
Erfrierungen sind oft schmerzhaft; Unterkühlung ist lebensgefährlich. Dabei gibt es ein paar einfache Regeln, sich davor zu schützen:
- Genügend essen und trinken; die Energie- und Wasserverluste in der kalten, trockenen Luft sind groß.
- Alkohol vermeiden; er weitet die Blutgefäße und verstärkt dadurch die Wärmeverluste. Ein „Schlückchen zum Aufwärmen" immer erst im warmen Raum zu sich nehmen, niemals in der Kälte.
- Keine eng anliegende Kleidung tragen und sich nach dem Zwiebelschalenprinzip (siehe S. 85) an die Temperaturen anpassen; bei extremer Kälte sind zum Beispiel der altbewährte Muff und dicke Fäustlinge besser als eng geschnittene Handschuhe.
- Durch Schmelzwasser und Schweiß feucht gewordene Bekleidungsstücke (besonders Socken und Einlegesohlen) sofort wechseln oder trocknen.
- Taubheitsgefühle in den Händen und Füßen sowie blasse Hautstellen immer ernst nehmen: Sie sind Alarmsignale.
- Die vom Frost betroffenen Körperteile nicht reiben oder kneten. Sie werden dadurch nicht wärmer, und die Gefahr von Verletzungen und lebensgefährlichen Embolien wächst noch.
- Blasen nicht öffnen!
- Wichtig ist ein langsames, schonendes Aufwärmen der betroffenen Körperbereiche, damit die Blutzirkulation wieder in Gang kommt; anfangs nur kaltes Wasser beziehungsweise feuchte Umschläge verwenden. Auch eine schonende Behandlung kann starke Schmerzen verursachen.
- Bei einem Bad des durch Kälte geschädigten Körperteils in warmem Wasser stets zuvor die Wassertemperatur mit dem Thermometer messen; eine erfrorene Hand zum Beispiel fühlt nicht, ob das Wasser zu heiß ist.

Windchill

Der Begriff aus dem Englischen (etwa: „Abkühlung durch den Wind") verrät schon, dass vor allem die Nordamerikaner mit diesem Phänomen unliebsame Erfahrungen machen müssen. Im Tiefland kommt Windchill bei uns nur selten vor, häufiger jedoch in den Hochgebirgen wie den Alpen. Bei plötzlichen Wetterstürzen hat er schon vielen unvorsichtigen Tourengängern das Leben gekostet, manchmal in Sichtweite der rettenden Berghütte.

Der Windchill gehört in das Themenfeld der gefühlten Temperatur und beruht auf dem Abkühlungseffekt bewegter Luft. Bei hohen Lufttemperaturen ist dieser Effekt durchaus willkommen, sinkt die Temperatur dagegen unter den Gefrierpunkt und weht dazu ein kräftiger Wind, dann werden die Wärmeverluste lästig bis lebensgefährlich. Schon eine mäßige Brise, die an exponierten Hängen und in Gipfellagen des Öfteren weht, macht zum Beispiel eine gemessene Lufttemperatur von −8 °C zu einer auf der Haut gefühlten Temperatur von −20 °C. Und der Frost wirkt nicht nur so bissig, er beißt auch zu. Spätestens ab gefühlten Temperaturen unter −30 °C können Hautpartien, die nicht durch wärmende Kleidung geschützt sind, binnen einer Minute erfrieren. Vier wichtige Regeln sollte man daher beherzigen:

- Niemals vergessen, dass die Temperaturen im Allgemeinen zur Höhe hin ab- und die Winde zunehmen; was einen droben an der Bergstation erwartet, verraten häufig Informationstafeln an der Talstation der Bergbahn.
- Jederzeit auf Wetterstürze eingestellt sein; dem Föhn mit seinem idealen Wanderwetter folgt regelmäßig kühles bis kaltes Wetter mit Regen, Schnee und kräftigen Winden aus nördlichen Richtungen.
- Eine warme Wetterjacke mit einer windundurchlässigen Außenschicht gehört immer in den Rucksack, auch wenn in den Tälern schweißtreibende Temperaturen herrschen.
- Die Energieverluste durch starken Windchill sind enorm; außerdem kostet das Gehen gegen den Wind viel Kraft; deshalb an einen Notvorrat an Nahrung und Getränken denken.

Von Kopf bis Fuß aufs Wetter eingestellt

Einen Spruch müssen sich enttäuschte Urlauber von ihren Gastgebern immer wieder anhören: „Es gibt kein schlechtes Wetter, es gibt nur schlechte Kleidung, die dem Wetter nicht angepasst ist." So zynisch das auch bei Starkregen, Schneegestöber und Sturmböen klingen mag – der Spruch trifft haargenau den Kern. Der moderne Mensch muss heute nicht mehr im Winter mit einem Bärenfell und im Sommer mit einem Lendenschurz bekleidet durch die eiszeitliche Tundra streifen. Für jeden erdenklichen Wetter- und Klimatyp hält der Handel inzwischen geeignete Bekleidungsstücke parat. Dabei müssen sich bioklimatologische Zweckmäßigkeit, Tragekomfort und modische Attraktivität gewiss nicht gegenseitig ausschließen.

- Der Schutz vor widrigem Wetter und Klima beginnt am Kopf und endet an den Füßen. Sowohl das obere als auch das untere Ende des Körpers sind **Schwachstellen**.

- Bei Kälte verliert der **Kopf** am meisten Wärme. Außerdem ist er der Sonneneinstrahlung mit der gefährlichen UV-Strahlung (siehe S. 63) besonders stark ausgesetzt. Davor und vor dem Regen oder Schnee schützt ein Hut mit breiter Krempe am besten. Schirmmützen, die den Nacken unbedeckt lassen, sind ungünstiger. Manche modernen Gewebe besitzen einen eingebauten UV-Schutz. Seine Wirksamkeit lässt allerdings bei feuchtem Gewebe rasch nach. Eine allwettertaugliche Kopfbedeckung ist daher mit einem Feuchtigkeitsschutz (Membranen oder Folien) ausgestattet.

- Kalte und/oder nasse **Füße** sind bekanntermaßen Gift für die Gesundheit. Geeignete Schuhe sollten daher sowohl wasserdicht als auch durchlässig für Wasserdampf (atmungsaktiv) sein; außerdem müssen sie starke mechanische Beanspruchungen vertragen und dürfen nicht zu schwer sein. Was früher noch wie die Quadratur des Kreises wirkte, ist inzwischen dank spezieller Folien und Membranen (zum Beispiel Goretex) gelungen. Die Wasserdichtigkeit und Atmungsaktivität hat freilich ihre Grenzen, etwa dadurch, dass von oben her Feuchtigkeit in den Schuh gelangt (dagegen helfen Gamaschen) oder die Membran bei zu geringem Druckgefälle nicht mehr in der Lage ist, den Fußschweiß nach außen zu transportieren. Am besten funktioniert sie an kalten, trockenen Tagen. Socken und Strümpfe ergänzen die wettertaugliche Fußbekleidung. Bewährt hat sich eine Mischung aus 30 Prozent Wolle und 70 Prozent Synthetik.

- Für den Rest des Körpers gilt als oberster Grundsatz das sogenannte Zwiebel- oder **Zwiebelschalenprinzip**. Die Kleidung sollte in mehrere Schalen oder Schichten mit unterschiedlichen Funktionen gegliedert sein. So lässt sich die Kleidung der jeweiligen Witterung rasch anpassen.

- **Erste Schicht:** Aufgabe der Unterwäsche, die im Unterschied zu den äußeren Schichten ausnahmsweise eng anliegend direkt auf der Haut getragen wird, ist es, den Schweiß von der Haut zu saugen und umgehend in die nächste Schicht weiterzuleiten. So bleibt die Haut trocken und warm.

- **Zweite Schicht:** Die Zwischenschicht dient vor allem der Wärmedämmung und dem Sonnenschutz, leitet gleichzeitig aber auch die Körperfeuchtigkeit nach außen weiter. Bei gutem Wetter kann man diese Kleidungsschale als Außenschicht tragen. Sehr gute Eigenschaften hat Fleece, das in mindestens drei Stärken angeboten wird. Anders als zum Beispiel Baumwolle, die sich mit Feuchtigkeit vollsaugt, gibt Fleece sie weiter. Die Art des Gewebes (je fester, desto besser), der Farbton (je dunkler, desto besser) und die Faserart bestimmen den Sonnenschutz. Ähnlich wie der Lichtschutzfaktor von Sonnencremes wird er in Zahlen (UPF) angegeben: Ein normales T-Shirt hat einen UPF 5; UPF 25 stellt einen sehr guten, UPF 40 und mehr einen hervorragenden Schutz vor UV-Strahlung dar.

- **Dritte Schicht:** Die äußerste Schicht ist die eigentliche Wetterschutzschicht. Sie schützt vor Wind und Regen, lässt aber die Körperfeuchtigkeit passieren. Im Idealfall ist sie also winddicht, wasserdicht und hoch atmungsaktiv, was jedoch nur selten einmal vollständig erreicht wird, selbst mit modernen Membranen aus mehreren Lagen und Fleece außen und/oder innen. Hier muss man daher Kompromisse schließen, sich für eine der Eigenschaften entscheiden: zum Beispiel entweder 100-prozentige Wasserdichtigkeit oder eine geringere, verbunden mit absoluter Winddichtigkeit und einer erhöhten Atmungsaktivität. Für das Bioklima auf und unter der Haut ist es günstiger, bei der Wasserdichtigkeit Abstriche hinzunehmen und sich für das winddichte und wasserdampfdurchlässigere Material zu entscheiden.

- Allgemein sollte man aus dem Kampf gegen das Wetter **keine Materialschlacht** machen. Dies heißt zum Beispiel, dass man sich bei kühler Witterung nicht zu warm anzieht. Denn einer alten Trekkerweisheit zufolge verträgt der Organismus ein leichtes Frösteln besser als ein Vollbad im eigenen Schweiß. Neben dem Kopf und den Füßen sind unter anderem der Nacken und der Rücken empfindliche Angriffsstellen für Wind und Kälte. Hier leisten ein einfacher Schal und ein Rucksack als Wärmedämmungspolster gute Dienste.

- Körperferne, also **weit geschnittene Kleidung** und Ventilation sind in diesem Zusammenhang zwei weitere wichtige Begriffe. Abgesehen von der ersten, innersten Kleidungsschicht dürfen die Kleidungsstücke nicht zu eng anliegen. Es muss immer Raum für eine Luftschicht sein, sowohl bei Hitze als auch bei Kälte. Denn die Luft ist noch immer der beste Isolator. Die traditionellen weiten, wallenden Gewänder der Wüstenbewohner sind dafür der beste Beweis. Wenn ihr Gewebe eine helle Farbe hat, wirft es die Sonnenstrahlen zurück; ist es dunkel, bietet es bereits weit vor der Körperoberfläche optimalen Schutz vor der UV-Strahlung. **Ventilation** bedeutet, die Luftschicht unterhalb der zweiten oder dritten Kleidungsschicht nicht völlig gegen das Außenklima abzuschotten. Die Luft muss vielmehr kontrolliert zirkulieren können, beispielsweise durch Öffnungen unter den Achseln oder an den Handgelenken, die sich bei Bedarf mit Reißverschlüssen oder Klettbändern schließen lassen.

Bioklima

„Jeder redet vom Wetter, und keiner tut was dagegen", monierte schon Mark Twain. Und kaum einer weiß auf Anhieb, worüber er eigentlich redet. Anders natürlich die Meteorologen. Sie unterscheiden Wetter, Witterung und Klima. Der Zustand und die Vorgänge in der Atmosphäre haben aber auch Auswirkungen auf Lebewesen, unter anderem den Menschen. Deshalb spricht man in diesem Zusammenhang von Biowetter, Biowitterung und Bioklima.

Gutes Klima, schlechtes Klima

Für Meteorologen ist das Wetter der physikalische Zustand der Atmosphäre zu einem bestimmten Zeitpunkt an einem bestimmten Ort. Er dauert meistens nur wenige Stunden bis maximal einen Tag. Als Witterung wird der durchschnittliche oder auch vorherrschende Wetterablauf innerhalb einiger Tage bis zu ganzen Jahreszeiten bezeichnet. Und als Klima gilt die Zusammenfassung der Wetterphänomene, die den mittleren Zustand der Atmosphäre an einem bestimmten Ort der Erde sowie den durchschnittlichen Ablauf der Witterungserscheinungen innerhalb eines Jahres charakterisieren.

Wenn man alle drei Begriffe mit dem Wörtchen „Bio" (von griech. *bíos* = Leben) versieht, bringt man zum Ausdruck, wie sich Zustand und Vorgänge in der Atmosphäre auf Lebewesen und somit auch auf uns auswirken. Es gibt also das Biowetter, die Biowitterung und das Bioklima.

Gutes Klima, schlechtes Klima | 89

Bei den großen Klimazonen der Erde werden Dutzende von Klimatypen unterschieden, beispielsweise typische Varianten des Eisklimas, des Trockenklimas und des tropischen Regenklimas. Beim Bioklima genügen an und für sich drei Grundtypen: das Schonklima, zu dem vor allem das Waldklima unserer Breiten gehört, das Reizklima mit dem Seeklima und dem Gebirgsklima sowie das Belastungsklima, das hauptsächlich auf den Einwohnern der großen Städte und Ballungsgebiete lastet.

Beim Bioklima unterscheidet man Schonklima, Reizklima und Belastungsklima.

Verlorene Lebensjahre

Wie so vieles in der Welt ist auch die Zahl der Jahre, die dem einzelnen Menschen durch frühzeitigen Tod oder durch eine schwere Behinderung verloren gehen, je nach Erdteil ungleichmäßig (und ungerecht) verteilt. In der angelsächsischen Fachliteratur wird dies statistisch durch einen Index, das DALY *(Disability-Adjusted Life Years)*, ausgedrückt. Danach beträgt die Zahl der verlorenen Lebensjahre für die gesamte Menschheit rund 1,4 Milliarden! Einen beträchtlichen Anteil von Lebensjahren büßen die Menschen durch negative Einflüsse des Wetters und Klimas ein. Bezeichnenderweise ist die Zahl der verlorenen Lebensjahre pro Einwohner in Afrika am größten. Dann folgen in der Liste Südasien, der östliche Mittelmeerraum sowie Lateinamerika und die Karibik. Alle diese Regionen erstrecken sich in subtropischen und tropischen Klimazonen, in denen die verschiedensten belastenden Faktoren (siehe S. 90) zusammenkommen. Weit unter dem globalen Durchschnitt liegen hingegen die Zahlen in den reichen Industrieländern der Nordhalbkugel. Sie bieten den meisten Einwohnern einen höheren Lebensstandard, eine bessere Gesundheitsversorgung und im Allgemeinen ein weniger belastendes Klima – noch, denn durch den Klimawandel (siehe S. 118) könnte sich dies bald ändern.

Zwischen belastend und schonend

Was gutes oder schlechtes Wetter oder Klima ist, kann nur der Einzelne für sich selbst nach persönlichem Geschmack und der jeweiligen Situation entscheiden. Für die Einheimischen stellt zum Beispiel das im Sommer sonnige und trockene Klima der Länder am Mittelmeer eine stetige Herausforderung dar, die Urlauber aus dem Norden suchen es hingegen. Was die Gesundheit betrifft, gibt es jedoch objektiv gesehen klare Kriterien, die aussagen, ob ein Klima gut oder schlecht für den menschlichen Organismus ist.

- Belastend sind auf jeden Fall hohe gefühlte Lufttemperaturen sowie trübe Tage mit wenig Sonnenschein und viel schadstoffhaltiger Luft.
- Als anregend gelten mäßige Kältereize durch kühlen, frischen, böigen Wind, starke Tagesschwankungen der Lufttemperatur, erhöhte Intensität der Sonnenstrahlung und salzhaltige Luft.
- Schonend auf den Organismus wirken sich gleichmäßig behagliche Temperaturen ohne Schwüle, ein leicht erhöhtes Strahlungsangebot, eine weitgehend reine Luft ohne einen größeren Anteil von Abgasen, Feinstaub und Allergenen sowie eine geringe Zahl von Nebeltagen aus. Diese Bedingungen müssen die Heilklimatischen Kurorte erfüllen, die offiziell mit dem Hinweis auf ihr ausgeprägtes Schonklima für sich werben dürfen.

Die in Mitteleuropa gebräuchliche Gliederung des Bioklimas beruht nur auf zwei Kriterien: der Wärmebelastung (siehe S. 75) und den Kältereizen (siehe S. 80). Trotzdem ist die bioklimatische Karte hier erstaunlich abwechslungsreich. Da gibt es im Tiefland und Mittelgebirge ein buntes Mosaik von Regionen mit ausgeprägtem Schonklima, an der Nord- und Ostseeküste sowie in den Alpen ein typisches Reizklima und vor allem in der Oberrheinebene und in Niederbayern ein

Klima, das den menschlichen Organismus häufig durch Hitzestress belastet.

Heilklima Es wäre nun abwegig, beim Biowetter und -klima lediglich die ungünstigen Einflüsse hervorzuheben, denn, wie jeder weiß, wirken sich Wetter, Witterung und Klima durchaus auch positiv auf Körper und Seele aus. Dies beweisen vor allem die Begriffe „Heilklima" und das Gütesiegel „Heilklimatischer Kurort". Nachgewiesenermaßen tragen Wetter- und Klimaeinflüsse zur Heilung und Linderung der verschiedensten Leiden bei – sonst würden Ärzte ja nicht Kuraufenthalte in Heilklimatischen Kurorten verordnen und Krankenkassen diese unterstützen. Intensive Sonnenstrahlung und leichte Kältereize fördern zum Beispiel die Abwehrkräfte und stärken den Organismus. Heilklima auf Rezept (und ohne Praxisgebühr) ist insbesondere bei Erkrankungen der Atemwege und von Herz, Gefäßen und Kreislauf, bei Hautkrankheiten und entzündlichen rheumatischen Beschwerden eine bewährte Medizin.

Im Wald und auf der Heide

In Deutschland und benachbarten Ländern waren vor ein paar Tausend Jahren über 95 Prozent der Landesfläche bewaldet; heute sind es zwischen Nordsee und Alpen noch gut 30 Prozent. Damit herrscht in einem beachtlichen Teil des Landes ein Klima, das als klassisches Schonklima gilt: das Waldklima. Es regt den Organismus milde an, reizt ihn aber nicht zu sehr und belastet ihn kaum. Deshalb ist das mitteleuropäische Schonklima, dessen Revier sich weitgehend mit dem Mittelgebirgsraum bis in etwa 400/500 Metern Meereshöhe deckt, auch für Menschen mit verminderter Belastbarkeit und zur Rekonvaleszenz sehr gut geeignet.

Bioklima

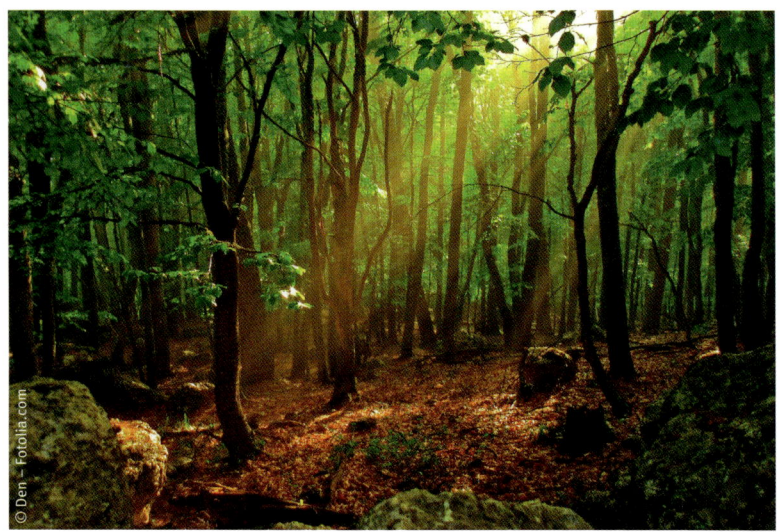

Waldklima gilt als klassisches Schonklima

Merkmale des Waldklimas

Im Einzelnen zeichnet sich das Bioklima unserer Wälder im Vergleich zum Freiland durch eine ganze Reihe für die Gesundheit günstiger Eigenschaften aus.

Weniger Staub Waldluft enthält deutlich weniger Staubpartikel als die Luft jenseits der Waldränder; das entlastet die Atmung. Ein Baum mittlerer Größe befreit die Luft (und die Atemwege) von bis zu 7 000 Kilogramm Staub pro Jahr, auch dem gefährlichen Feinstaub (siehe S. 130). Der Gehalt an schädlichen Abgasen ist dagegen nur unwesentlich verringert. Saure Gase wie Schwefeldioxid und damit verbunden der saure Regen hinterlassen daher im Wald und Waldboden schwere Schäden.

Die Waldpflanzen scheiden verschiedene gasförmige oder flüssige Substanzen aus, die als sogenannte Phytonzide gegen Mikroorganismen wie Bakterien und Pilze wirksam sind. Dadurch wird die Entwicklung von Krankheitserregern gehemmt. Ausgeschiedene Duftstoffe vertiefen zudem die Atmung und verbreiten einen angenehmen Geruch. Außerdem gelten die hauptsächlich von den Nadelbäumen abgegebenen ätherischen Öle als natürliche Medizin. Nicht ohne Grund werden Inhalationen mit Fichten-, Tannen- und Kiefernöl wegen ihrer schleimlösenden und antibakteriellen Wirkung beispielsweise zur Behandlung von Erkältungskrankheiten empfohlen.

Weniger UV-Strahlen Unter dem dichten Kronendach ist naturgemäß die Sonneneinstrahlung vermindert, besonders die ultraviolette Strahlung; die Haut ist daher besser vor Sonnenbrand (siehe S. 63) geschützt und die geringen Helligkeitsunterschiede schonen die Augen.

Kühler Die Lufttemperaturen sind im Wald durch die Abschattung und Verdunstungskühlung der Pflanzen allgemein kühler und ausgeglichener als im Freiland. Rund 80 Liter Wasser pro Tag pumpt ein Baum aus dem Erdboden und gibt es als Wasserdampf an die Atmosphäre ab. Dadurch wird die Luft im Waldesinneren an warmen Tagen etwas schwüler. Insgesamt leidet der Organismus jedoch weniger unter dem Wärmestress als im Freiland, ebenso unter Kältebelastung, denn nur selten einmal weht hier ein kräftiger Wind, der über den Windchill (siehe S. 83) die gefühlte Temperatur senken könnte.

Außerdem schützen Wälder vor Regen und Blitz (siehe S. 60) – wenn man sich im Waldesinneren aufhält.

Grüne Lungen

Wenn von den sogenannten „Wohlfahrtswirkungen" des Waldes gesprochen wird, dann ist damit unter anderem die Rolle der Wälder als Lieferanten von Sauerstoff gemeint, eines Gases, ohne das es kein höheres Leben auf unserem Planeten gäbe. In der Tat produzieren Bäume enorme Mengen des lebensnotwendigen atmosphärischen Sauerstoffs: Ein durchschnittlicher Laubbaum von 15–20 Metern Höhe produziert während der Wachstumszeit durchschnittlich rund 370 Liter Sauerstoff pro Stunde. Damit könnte der Bedarf von fünf erwachsenen Menschen gedeckt werden. Auf das gesamte Jahr umgerechnet ergibt sich eine Sauerstoffproduktion von etwa drei Millionen Litern pro Baum.

Trotzdem enthält die Waldluft nicht, wie häufig behauptet wird, mehr Sauerstoff als die Luft in unbewaldeten Gebieten. In den untersten Schichten der Atmosphäre ist der Sauerstoffanteil vielmehr überall nahezu gleich. Ein Waldbestand erzeugt zwar große Mengen des Gases, verbraucht aber auch viel durch die Atmung der Pflanzen während der Nacht und durch die Zersetzung der im Waldboden angehäuften Biomasse. Außerdem werden die Luftmassen von den Winden ständig durchmischt und der Sauerstoff dabei gleichmäßig verteilt.

Von der Quantität gibt es also kaum Unterschiede zwischen Wäldern, Wiesen und Feldern oder gar Städten, wohl aber in der Qualität des Sauerstoffs. Die Luft im Wald und auch an der Küste enthält nämlich mehr Sauerstoffanionen als in freiem Gelände. Diese elektrisch negativ geladenen Teilchen entstehen, wenn winzige Wassertröpfchen mit den Luftmolekülen reagieren, sowie unter dem Einfluss der ultravioletten Strahlung. Das Einatmen ionisierter Luft fördert die Sauerstoffanreicherung im Blut und dadurch die Leistungsfähigkeit und Abwehrkräfte. Im Handel werden teure Ionisatoren angeboten – ein Waldspaziergang ist hingegen kostenlos.

Waldesstille Nicht zuletzt dämpfen Waldbestände den Lärm. Welche Auswirkungen ständiger Lärm, auch nur moderater Lautstärke, etwa von einer viel befahrenen Straße, für die Gesundheit hat, ist bisher nur in groben Umrissen bekannt: Herz-Kreislauf-Probleme, Kopfschmerzen, Nervosität ... Aus guten Gründen werden deswegen Lärmschutzwände an Straßen und Autobahnen errichtet; ein nur 100 Meter schmaler Waldstreifen hätte den gleichen Effekt und wäre ökonomisch und ökologisch sinnvoller. Gut, dass es in Mitteleuropa die Wälder noch gibt. Aus etlichen Staaten sind sie inzwischen praktisch verschwunden. Der Klimawandel (siehe S. 118) und die hemmungslose Abholzung dürften ihnen in Zukunft weiter zusetzen. Wie heißt es in einem Slogan der 1970er-Jahre? „Zuerst stirbt der Wald ..."

> Ein 100 Meter schmaler Waldstreifen hätte den gleichen Effekt wie eine Lärmschutzwand und wäre ökologisch sinnvoller.

Reizendes Schonklima am Meer

Was das Wetter betrifft, haben die Küsten von Nord- und Ostsee einen ziemlich schlechten Ruf. Der Binnenländer denkt bestimmt zuerst an norddeutsches Schmuddelwetter mit Nebel und grauem Himmel; heftige Stürme und verregnete Sommer, die man nur im Strandkorb einigermaßen gut überstehen kann, gehören ohnehin ins weit verbreitete Bild. Dieses Bild ist freilich ein Zerrbild, denn es verhüllt zum Beispiel die Tatsache, dass die Ostseeinseln, von Usedom über Rügen bis nach Fehmarn, in Deutschland die Gegenden mit der höchsten durchschnittlichen Sonnenscheindauer im Jahr sind – nicht der angeblich sonnenverwöhnte Kaiserstuhl oder Rheingau.

Merkmale des Seeklimas

Als Klima- und Bioklimatyp steckt das Seeklima ohnehin voller Widersprüche. Es vereint in sich Faktoren, die den menschlichen Organismus schonen, andere, die ihn reizen, und wieder andere, die ihn mitunter belasten. Diese in unseren Breiten einmalige Mixtur macht die Küsten und Inseln zu Regionen mit zahlreichen Heilklimatischen Kurorten, die bei den verschiedensten Leiden Linderung und Heilung versprechen. Günstig wirkt sich das mild-raue Seeklima in erster Linie bei Erkrankungen der Atemwege, Allergien, Hautkrankheiten und Herz-Kreislauf-Erkrankungen sowie zur Abhärtung und Erholung aus.

Schonend sind vor allem die im Vergleich mit dem Binnenland geringen Schwankungen der Lufttemperaturen im Lauf der Jahreszeiten. Auf der weit vor der Küste gelegenen, einzigen echten ozeanischen Insel Deutschlands, Helgoland, beträgt der Unterschied zwischen der mittleren Lufttemperatur des kältesten Monats (Februar) und des wärmsten (August) knapp 15 °C, im süddeutschen Binnenland dagegen verbreitet 20 °C. Die Winter sind am und im Meer deutlich milder, die Sommer kühler. In einer engeren Spanne pendelt auch die Temperatur im Lauf des Tages wegen der ausgleichenden Wirkung der Wassermassen. Zu den Schonfaktoren gehört darüber hinaus die Reinheit der Seeluft, ihr geringer Gehalt an Schadstoffen und die erhöhte Luftfeuchtigkeit. Beide zusammen tun gereizten Atemwegen gut.

Anregend und belebend ist die lange Sonnenscheindauer, bei der die Ostseeinsel Usedom nach amtlichen Angaben mit rund 1 900 Sonnenstunden pro Jahr wenigstens nördlich des Mains Spitzenreiter ist. Die Zahl an sich sagt noch nicht viel über die bioklimatische Wirkung des Sonnenlichts am Meer aus, denn zu der direkten Strahlung kommt an den Stränden je nach Witterung ein mehr oder minder großer Anteil von Strahlen, die an Wasser- und hellen Sandflächen gespiegelt werden. In Maßen und unter ärztlicher Aufsicht genossen kann das Sonnenlicht mit den in ihm enthaltenen ultravioletten Strahlen zur Heliotherapie werden. Diese Form der Lichttherapie wird unter anderem bei Rachitis, Ekzemen oder Osteoporose sowie unterstützend bei andauernden Erschöpfungszuständen nach schweren Erkrankungen und Operationen angewendet. Stimulierend wirkt darüber hinaus der Wind, der im Seeklima fast nie zur Ruhe kommt. Je nach Windstärke und Lufttemperatur beschert er den Urlaubern behagliche Temperaturen und erwünschte Wetterreize, die den Blutkreislauf und den gesamten Stoffwechsel auf Trab bringen, oder aber im Gegenteil starken Kältestress, der insbesondere Bluthochdruckpatienten zur Gefahr werden kann.

Im Wechselbad der Winde

Während sommerlicher Hochdruckwetterlagen ist es im Binnenland oftmals heiß und stickig. An der Küste und auf den Inseln wehen dagegen als typische Reizfaktoren des Seeklimas meistens Winde, auch wenn sich gerade einmal kein Tiefausläufer vom Atlantik her nähert. Merkwürdigerweise wechselt dann ihre Richtung im Lauf des Tages um etwa 180 °C: Tagsüber weht vom Meer her ein frischer, kühler Wind, der Seewind, zum Land hin. Er bringt an warmen, sonnigen Tagen den Sonnenanbetern am Strand willkommene Abkühlung – doch Vorsicht: Man spürt in der kühlen Luft die intensive Sonneneinstrahlung kaum und handelt sich schnell einen Sonnenbrand ein. In den Abendstunden kommt aus entgegengesetzter Richtung ein lauer Wind auf, der Landwind, und macht Strandspaziergänge nach Sonnenuntergang zum Vergnügen.

Die im Tageslauf wechselnden Winde haben eine einfache Ursache, die übrigens für manche andere Eigenarten des Seeklimas verantwortlich ist: Wasser erwärmt sich tagsüber bei Sonneneinstrahlung langsamer als der Erdboden, kühlt sich dafür aber umgekehrt nachts langsamer ab. Bei ruhiger Hochdruckwitterung entsteht daher am Tag über dem kühlen Meer ein flaches „Kältehoch", aus dem die Luft zum „Hitzetief" über dem Land strömt; in der folgenden Nacht kehren sich die Luftdruckverhältnisse und Windrichtungen über Meer und Land um.

Salzluft macht frei

Die Luft an der Küste enthält zwar kaum Feinstaub und Pollenallergene, wenigstens bei auflandigen Winden, die vom Meer zum Land hin wehen. Dafür verfrachtet ein kräftiger Wind jedoch aus der aufgewühlten Brandung jede Menge winziger Meerwassertröpfchen und Salzpartikel zum Land hin. Man spürt es auf den Lippen am salzigen Geschmack und auf den Brillengläsern am Salzbeschlag, der die Sicht vernebelt. Ein großer Teil der salz- und jodhaltigen Teilchen wird eingeatmet und befreit die Atemwege, bis tief in die Lungen hinein, von dem zähflüssigen Schleim, der dort festsitzt. Nach ein paar Tagen an der See kann man wieder freier durchatmen und die Wirkung hält danach häufig noch wochenlang an. Vor allem für Menschen mit Atemwegserkrankungen und Allergien ist die pollen- und staubarme, aber salzreiche Luft am Meer eine Wohltat. Auch in manchen Kurorten im Binnenland herrscht in dieser Hinsicht ein Seeklima: Gradierwerke versprühen Salzwassertröpfchen, ähnlich wie die Brandung und der Wind am Meer.

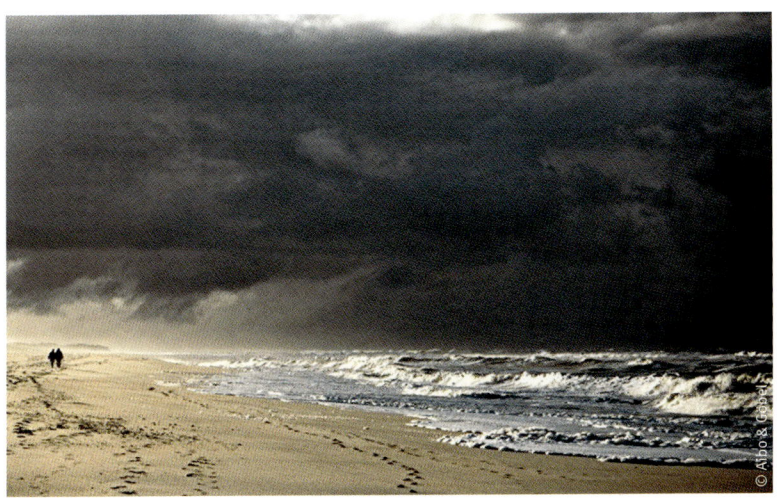

Ein kräftiger Wind verfrachtet aus der aufgewühlten Brandung Meerwassertröpfchen und Salzpartikel zum Land hin

Überleben am Limit

Jahr für Jahr zieht es die Urlauber scharenweise in die Alpen und die anderen mehr oder minder weit entfernten Hochgebirge der Erde. Es lockt die faszinierende Natur- und Kulturlandschaft, aber gleichzeitig auch die Chance, die persönliche Leistungsfähigkeit bis zum Limit auszureizen. Dabei bleiben freilich nicht wenige Bergbegeisterte sozusagen auf der Strecke. Sie kommen um oder werden schwer verletzt, häufig durch Wettergefahren. Denn ein Aufstieg auf einen sehr hohen Berg, etwa ab 2 500 Metern Meereshöhe, ist oftmals ein Vorstoß bis an den oberen Rand der Biosphäre – der von Menschen, Tieren und Pflanzen besiedelten, nur wenige Kilometer dicken äußeren Schicht unseres Planeten. Und dort oben ist die Luft buchstäblich und im übertragenen Sinn dünner als im Flachland.

Merkmale des Gebirgsklimas

Hochgebirge haben ihr eigenes Bioklima, das sich von dem des benachbarten Flachlands deutlich unterscheidet. In den Alpen muss man zum Beispiel immer mit plötzlichen Wetterstürzen (siehe S. 33) rechnen, die schon manchem Bergwanderer zum Verhängnis geworden sind. Generell bleibt der Klimacharakter, was beispielsweise die täglichen und jahreszeitlichen Temperaturschwankungen oder die Tageslänge betrifft, ähnlich. Nur nimmt die Lufttemperatur zur Höhe hin zum Beispiel in wolkenfreier Luft um etwa ein Grad je 100 Höhenmeter ab, die Atmosphäre wird trockener, und es weht häufiger ein stürmischer Wind. Kühle, trockene, bewegte, reine, von Pollen, Mikroorganismen und Schadstoffen praktisch freie Luft sind Eigenarten des Gebirgsklimas, denen etliche Ortschaften das Prädikat „Luftkurort" verdanken. Es gilt als Reizklima. Manchmal werden seine atmosphärischen Reize allerdings zu stark, und dann kann es schädlich und sogar lebensgefährlich sein.

Höhenkrankheit

Mit zunehmender Höhe wird zum Beispiel die UV-Strahlung intensiver; man spürt es am Sonnenbrand (siehe S. 63) und erkennt es am tiefblauen Farbton des wolkenlosen Himmels. Gleißend helle Schnee- und Eisfelder reflektieren das Sonnenlicht und können so Schneeblindheit (siehe S. 68) und den tückischen Whiteout (siehe S. 69) verursachen. Die größte Gefahr ist jedoch unsichtbar und beruht auf der simplen Tatsache, dass mit zunehmender Höhe der Sauerstoffgehalt der Luft abnimmt. Auf 5 500 Metern Höhe zum Beispiel beträgt der Anteil des lebensnotwendigen Gases nur noch etwa die Hälfte des Wertes auf Meereshöhe. Um den Körper in großer Höhe mit der notwendigen Sauerstoffmenge zu versorgen, muss man bei gleicher körperlicher Anstrengung also schneller und tiefer einatmen. Dennoch

Überleben am Limit 101

gerät der Organismus „außer Atem", die Leistungsfähigkeit sinkt, weil der Sauerstoffgehalt der Luft einfach zu gering ist. Frühestens nach zwei bis vier Wochen hat sich der Körper durch Akklimatisation (siehe S. 117) in Höhen über 2 500 Metern fast vollständig an die neue Umwelt angepasst. Bis dahin treten die verschiedensten Symptome der Höhenkrankheit auf, bei dem einen später und schwächer, bei dem anderen früher und stärker. Sie sollten immer ernst genommen werden.

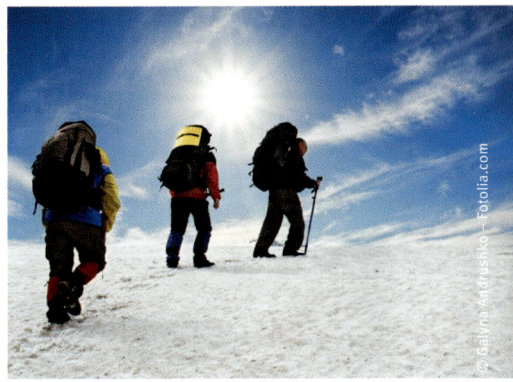

Mit zunehmender Höhe wird zum Beispiel die UV-Strahlung intensiver

Symptome Am stärksten leidet das Gehirn unter dem Sauerstoffmangel. Der Wassergehalt der Hirnzellen nimmt zu und bewirkt einen gestiegenen Hirndruck, der zu Störungen im Nervensystem führt. **Frühzeichen** der Gefahr sind unter anderem Kopfschmerzen, Übelkeit, Schlaf- und Sehstörungen. Sie steigern sich zu **Warnzeichen** wie rapidem Leistungsabfall, Atemnot bei Anstrengung, Schwindel und Herzjagen. **Alarmsignale** der Höhenkrankheit sind Bewusstlosigkeit, Atemnot in Ruhe, schwerer Husten und Bewegungsstörungen. Dann kann sich zu jeder Zeit Wasser in Lunge und/oder Gehirn einlagern und zum lebensbedrohlichen Lungen- und Hirnödem führen. In dieser Situation die Flüssigkeitszufuhr zu verringern, wäre exakt das Falsche, denn durch Schwitzen

> Nach einer alten Faustregel muss man ab 3 000 Metern Meereshöhe pro Tag und 1 000 Höhenmeter einen Liter Flüssigkeit zusätzlich trinken.

beim Aufstieg und Verdunstung in der wasserdampfarmen Höhenluft ist der Körper ohnehin stark ausgetrocknet, scheidet nur noch geringe Mengen von Urin aus (was ebenfalls als Warnzeichen der Höhenkrankheit gilt) und belastet dadurch die Nieren. Im Gegenteil muss mehr getrunken werden, nach einer alten Faustregel ab 3 000 Metern Meereshöhe pro Tag und 1 000 Höhenmeter ein Liter Flüssigkeit zusätzlich.

Was tun gegen Höhenkrankheit? Gibt es nun die „Pille" gegen die gefährliche Höhenkrankheit oder eine Art Dopingmittel, das den leistungsbesessenen Alpinisten zu ungeahnten Höhenflügen antreibt? In Flaschen abgefüllter Sauerstoff wäre eine Lösung, doch allein für vier Stunden Beatmung braucht man eine schwere Flasche mit 1 000 Litern Inhalt – bei längeren Bergtouren ein kaum lösbares logistisches Problem. International zugelassene höhenmedizinische Medikamente sind nicht auf dem Markt, wohl aber Mittel, die zur Therapie anderer Leiden (zum Beispiel von Durchfallerkrankungen) entwickelt wurden und die Symptome der Höhenkrankheit mildern sollen. Ohne eine eingehende ärztliche Diagnose ist allerdings vom Gebrauch abzuraten. Da bleibt nur noch ein altbewährtes Verfahren, das dem Körper die Chance gibt, sich allmählich an die extreme Umwelt im Hochgebirge zu gewöhnen: der langsame Aufstieg (siehe rechte Seite). Reisende in Eile leben immer gefährlich, nicht nur im Gebirge.

> **Eile mit Weile**
> Bei einer so schweren Erkrankung wie der Höhenkrankheit stellt sich natürlich sofort die Frage, wie sie und ihre Folgen vermieden werden können. Vor allem fünf einfache Bergsteigerregeln sollte man beachten:
> - Langsam aufsteigen, nicht schneller als etwa 300 Höhenmeter pro Tag. Damit hat der Körper genügend Zeit, sich an die Höhe zu gewöhnen. Noch besser ist es, ein paar Tage auf etwa 3000 Metern zu verweilen und dann erst langsam weiterzusteigen.
> - Immer in einer Höhe übernachten, die 300–500 Höhenmeter tiefer als diejenige ist, die man während des Tages erreicht hat oder – anders ausgedrückt – die Schlafhöhe über dem Meeresniveau nicht mehr als 300–400 Meter pro Tag steigern.
> - Tagsüber häufiger Ruhepausen einlegen, doch am hellen Tag nicht zu lange schlafen und auf Schlafmittel verzichten.
> - Sehr viel trinken, mindestens drei Liter täglich, auch über das Durstgefühl hinaus, allerdings keine alkoholischen Getränke konsumieren. Am besten stets die Trinkflasche griffbereit halten.
> - Sofort bis auf eine Höhe unter 2500 Meter ü. M. absteigen, wenn sich die Alarmsymptome der Höhenkrankheit zeigen, selbst nachts, aber immer in Begleitung; der Abtransport durch Träger und/oder Helikopter dauert meistens zu lange, und das Warten auf gleicher Höhe ist gefährlich.

In den Städten

Die weitaus meisten Einwohner Mitteleuropas leben in Städten: in Deutschland knapp 90 Prozent, in Österreich und der Schweiz jeweils gut zwei Drittel. Sie müssen, zusammen mit Milliarden anderer Erdenbürger, ein Klima ertragen, das allgemein als belastendes Bioklima gilt. Doch es hat neben den für die Gesundheit ungünstigen Eigenarten offenbar auch Vorteile, die die Städte als Lebensräume attraktiv machen – für Menschen, Pflanzen und Tiere. Selbst in den Asphalt- und Betonwüsten der Innenstädte können zum Beispiel über 350 Insektenarten leben.

Merkmale des Stadtklimas

Vom Klima des flachen Landes unterscheidet sich das Stadtklima in nahezu allen wichtigen Merkmalen.

Wärmer Größere Städte sind typische Wärmeinseln. Durch die Sonneneinstrahlung heizen sich die Gebäude und Straßen tagsüber auf, speichern die Wärme und geben sie nachts wieder ab. Hinzu kommt die durch Heizungen, Beleuchtung und Verkehr erzeugte künstliche Wärme. Die Temperaturunterschiede zum Umland können mehrere Grad betragen, besonders nachts. Somit wird die Wärmebelastung auf die Abend- und Nachtstunden ausgedehnt. Man schläft schlechter.

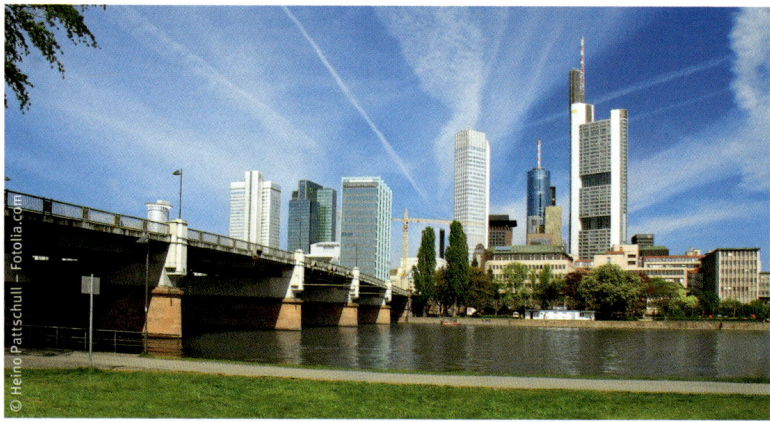

Stadtklima gilt allgemein als belastend

Klima auf Knopfdruck

Die Klimaanlage ist in unseren Breiten vor allem für die großen Städte gedacht, in denen die Menschen durch Hitze und verpestete Luft geplagt werden. Sie kühlt die Luft in den Räumen auf komfortable 20–22 °C ab, entzieht ihr bis auf den optimalen Wert von etwa 50 Prozent Luftfeuchtigkeit Wasserdampf, filtert möglichst alle Schadstoffe aus und schafft so ein behagliches, gesundes Raumklima. Bei guter Wartung erfüllen Klimaanlagen diese Aufgaben, doch haben sie etliche Nachteile:

- Klimaanlagen verbrauchen sehr viel Energie und fördern damit den Ausstoß des Treibhausgases Kohlendioxid und die Erderwärmung (siehe S. 122).
- Der schnelle Wechsel zwischen der schwülwarmen Außenluft und der trockenen, kühlen Luft klimatisierter Räume, etwa zwischen 35 °C draußen und 20 °C drinnen, ist für den Körper jedes Mal eine Art Schock.
- Klimaanlagen sollen einen maßgeblichen Anteil am sogenannten Sick-Building-Syndrom (etwa: gebäudeabhängiges Krankheitssyndrom) haben; unter diesem Begriff wird ein Bündel von Erkrankungen wie Kopfschmerzen, Schleimhautreizungen, Allergien und häufige Infektionskrankheiten zusammengefasst. Denn mitunter verbessern Klimaanlagen die Luftqualität in den Räumen nicht, sondern verschlechtern sie eher noch. Sie importieren Pollen, Pilzsporen und Krankheitserreger mit der Außenluft, befördern hingegen Schadstoffe, die aus den Innenräumen stammen (Chemikalien in Möbeln, Baumaterialien, Teppichböden, Druckern), nicht schnell genug nach draußen.
- Klimaanlagen wirken nicht nur durch die kühlere Luft und die niedrigere Luftfeuchtigkeit, sondern auch durch die ständige Luftumwälzung im Raum. Dabei entstehen schwache Winde, die zwar Abkühlung bringen, zugleich aber auch als unangenehme Zugluft empfunden werden. Deshalb wirkt die Luft in klimatisierten Räumen immer kälter, als sie wirklich ist. Die gewünschte Raumtemperatur kann daher etwa 1,5–2 °C wärmer eingestellt werden. Damit spart man eine Menge Energiekosten und erspart sich selbst eine Erkältung.

Trockener Im Unterschied zum flachen Land mit seinen großen Grünflächen, auf denen ein großer Teil der überschüssigen Energie durch Verdunstung aufgezehrt und die Luft abgekühlt wird, verdunstet in den Städten weniger Wasser. Dabei spielt auch die Tatsache eine Rolle, dass in den Städten ein großer Anteil des Erdbodens durch Gebäude, Straßen und Parkplätze versiegelt ist. Das Regenwasser kann somit nicht im Boden versickern, sondern fließt rasch an der Oberfläche ab. Insgesamt ist deswegen die Luftfeuchtigkeit beim Stadtklima geringer – im Sommer ein Vorteil, weil die trockenere Luft als kühler empfunden wird, im Winter ein Nachteil, da die trockene Luft in den Räumen erwärmt und dadurch noch trockener wird. Reizungen der Schleimhäute sind die Folgen.

Mehr Schadstoffe Allgemein ist die Windgeschwindigkeit in dicht bebauten Flächen um 10–30 Prozent niedriger als im Freiland. So wird die Frischluftzufuhr aus dem kühleren Umland behindert

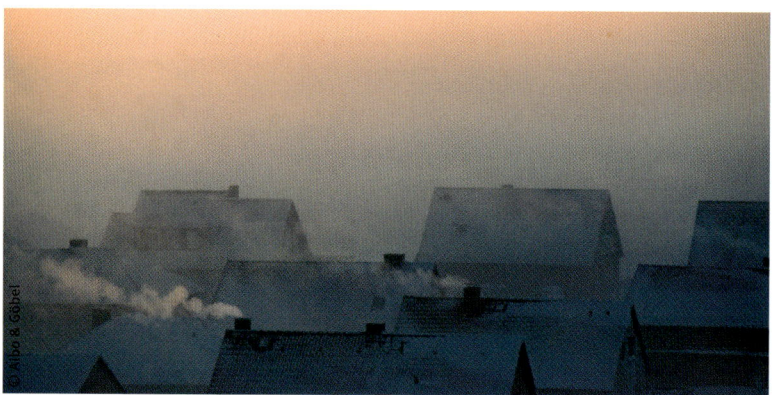

Dank verbesserter Abgasnormen ist die Belastung der Luft durch Schwefeldioxid in den vergangenen Jahrzehnten deutlich geringer geworden

In den Städten 107

und in den Häuserschluchten nimmt die Konzentration der Luftschadstoffe zu. Während früher das von den Heizungen ausgestoßene Schwefeldioxid die Rangliste der Schadstoffe anführte, ist heute der Straßenverkehr mit gasförmigen Verunreinigungen wie den Stickoxiden oder festen wie Feinstaub (siehe S. 130), etwa dem Dieselruß, die wichtigste Schadstoffquelle.

Smog An den feinen Staubpartikeln, die in der Luft schweben, schlägt sich der Wasserdampf nieder und bildet Nebel. Er ist in den großen Städten deutlich häufiger als im Umland, hält im Winter bei ruhigen Hochdruckwetterlagen oft lange an und erzeugt den Wintersmog. Der Smog, sprachlich wie meteorologisch eine Mixtur aus Dunst oder Nebel (engl. fog) und Luftschadstoffen wie Rauch (engl. smoke) kann verheerende Folgen

Die Londoner Wintersmog-Katastrophe forderte im Dezember 1952 innerhalb von knapp fünf Tagen vermutlich 12 000 Todesopfer.

Typisch für den Ozonsmog ist der gelb-bräunliche Farbton der Dunstglocke, hier über einem nur schwach durchlüfteten Industrierevier an der Grenze zwischen Deutschland und der Schweiz

haben. Die bisher am besten dokumentierte Wintersmog-Katastrophe forderte im Dezember 1952 in London innerhalb von knapp fünf Tagen mindestens 4 000, vermutlich sogar rund 12 000 Todesopfer. Vielleicht noch gefährlicher ist der Sommersmog (siehe S. 127), der nicht mit Nebel, sondern einer bräunlich gelben Dunstglocke über den Städten und Industrierevieren auftritt. Nicht ohne Grund sind beide Varianten des Smog nach großen Städten benannt. Der Wintersmog heißt auch London-Smog, der Sommersmog Los-Angeles-Smog.

Bioklima auf vier Rädern

Jeder, der aus beruflichen Gründen ein Fahrtenbuch führen muss, weiß, dass er einen beachtlichen, mitunter sogar den größten Teil seiner Zeit in Fahrzeugen verbringt. Doch in deren Innern herrscht häufig ein sehr unangenehmes Bioklima, das den Organismus enorm belastet. In klaren, kalten Nächten kühlen sich zum Beispiel Autos durch Wärmeausstrahlung so stark ab, dass man nicht auf den kalten Sitzen Platz nehmen möchte. Im prallen Sonnenschein verwandeln sich die Fahrzeuge dagegen spätestens nach ein paar Stunden in Brutkästen, in denen schon Temperaturen von mehr als 60 °C gemessen wurden. Zum Vergleich: Die höchste jemals in der freien Natur (in der Libyschen Wüste) verzeichnete Lufttemperatur betrug 57,3 °C. Zu den oft extremen Temperaturschwankungen kommen als weitere Bestandteile dieser äußerst ungesunden Mixtur Zugluft und schlechte Luftqualität.

Eine Frage der Wärme

Farbe Im Grunde genommen entsteht das Bioklima im Fahrzeuginnenraum genauso wie das in der freien Atmosphäre. Zwei wichtige Faktoren kommen allerdings hinzu: die Farbe des Fahrzeugs und der Oberflächen im Innern (Sitze, Verkleidungen, Armaturenbrett). Ein dunkles Fahrzeug heizt sich im Sommer bei intensiver Sonneneinstrahlung wesentlich stärker auf als ein helles Gefährt, das einen größeren Anteil des Sonnenlichts reflektiert (ein Unterschied von sechs Grad kommt nicht selten vor). Darüber hinaus besitzen moderne Autos in der Regel große Glasflächen, die, um die Windschnittigkeit zu verbessern, relativ schwach geneigt sind; der Winkel, in dem die Sonnenstrahlen mittags auf die Glasscheiben treffen, ist demnach vergleichsweise steil. Und je steiler die Strahlen einfallen, umso stärker konzentriert sich die Wärmeenergie auf eine Fläche bestimmter Größe. Beide Faktoren machen zusammen vor allem Autos in modischem Schwarz zu mobilen Glas- oder Treibhäusern, in denen es bald unbehaglich wird, sofern die Aufheizung nicht durch eine Klimaanlage, Wärmeschutzverglasung oder Abschattungseinrichtungen wie Sonnenblenden oder Rollos wenigstens gemildert wird.

> **Vor allem Autos in modischem Schwarz werden zu mobilen Glas- oder Treibhäusern, in denen es bald unbehaglich heiß wird.**

Risikogruppen

Vier Menschengruppen leiden unter dem extremen Bioklima im Innern von Fahrzeugen besonders stark und gelten daher als Risikogruppen:

- Säuglinge und Kleinkinder, die wegen der kleineren Körperoberfläche nur eine geringe Temperatur- und damit Wärmeaustauschfläche besitzen. Sie sind daher Hitze- und/oder Kälteeinflüssen stärker ausgesetzt als Erwachsene.
- Schwangere schützen das heranwachsende Kind vor Wärmestress, indem sie bei hohen Lufttemperaturen verstärkt Wärme abgeben, was jedoch mit einer erhöhten Belastung ihres Kreislaufsystems verbunden ist.

- Frauen in den Wechseljahren leiden häufig unter größeren Temperaturschwankungen (sogenannte Hitzewallungen), die sich durch hohe Lufttemperaturen verstärken und zu zusätzlichem Wärmestress führen.
- Personen ab dem 60. Lebensjahr sind im Unterschied zu jüngeren Menschen nicht mehr so gut in der Lage, durch regulierende Mechanismen wie Schwitzen oder Kältezittern die Temperatur im Innern des Körpers auf einem konstanten Wert zu halten. Ihnen fällt deshalb die Anpassung an Temperaturschwankungen schwerer.
- Eine weitere Risikogruppe darf schließlich nicht übersehen werden: die Haustiere. Es kommt immer wieder vor, dass Hunde oder Katzen an einem heißen Sommertag in einem geparkten Auto vergessen werden und darin qualvoll sterben, wie übrigens zuweilen auch hilflose Babys.

Temperatur Die „richtige", behagliche Temperatur ist individuell verschieden; 22 °C (im Winter etwas höher) könnten ein grober Richtwert sein. Oberhalb dieser Marke hat ein zu warmes Klima im Auto durchweg ungünstige Auswirkungen: Die Herzfrequenz erhöht sich; die Körpertemperatur steigt an; die Hautdurchblutung verstärkt sich; die Schweißproduktion nimmt zu; die Reaktionszeit erhöht sich; und die Konzentrationsfähigkeit lässt nach. Die Unfallstatistik spricht in dieser Hinsicht eine klare Sprache. Innerorts nimmt die Unfallhäufigkeit mit steigender Temperatur im Fahrzeug um bis zu über 20 Prozent zu, weit mehr als zum Beispiel bei dichtem Nebel oder beim Wetterumschlag nach einer Schönwetterperiode.

Zugluft Außerorts, wo meistens schneller gefahren wird, ist der Anstieg der Unfallhäufigkeit durch Wärmebelastung nicht so dramatisch, doch dort taucht eine andere Gefahr auf: die Zugluft durch die geöffneten Fenster und das Gebläse. Der direkt auf den Körper gerichtete Luftstrom bringt zwar Kühlung, verursacht aber häufig auch Erkältungskrankheiten und gereizte Augen, die wiederum im dichten Straßenverkehr zum Problem werden können.

Insgesamt gesehen ist jedoch gelegentlicher Durchzug ein kleineres Übel, denn bei geöffneten Fahrzeugfenstern wird das gesamte Luftvolumen im Innenraum binnen weniger Sekunden vollständig ausgetauscht; somit verflüchtigen sich die in ihm enthaltenen Luftschadstoffe. Doch ganz frisch und rein ist auch die Außenluft nicht; sie enthält neben Staub und Pollen insbesondere Autoabgase in mehr oder weniger großen Mengen. Bei Tunnelfahrten und im Stau sollten daher die Fenster geschlossen bleiben und die Klima- oder Lüftungsanlage im Umluftbetrieb laufen. Ein wesentlicher Teil der Luftschadstoffe stammt jedoch aus dem Innenraum, etwa aus Ausdünstungen der Innenausstattung (vor allem bei Neuwagen), oder wird von den Insassen selbst produziert. Dabei ist Tabakrauch besonders „gehaltvoll": Rund 2 000 der in ihm enthaltenen Substanzen gelten als Giftstoffe, andere reizen den Organismus. Bindehautreizungen, Kopfschmerzen, Husten, Übelkeit, Halsschmerzen und Schwindelsymptome sind die Folgen.

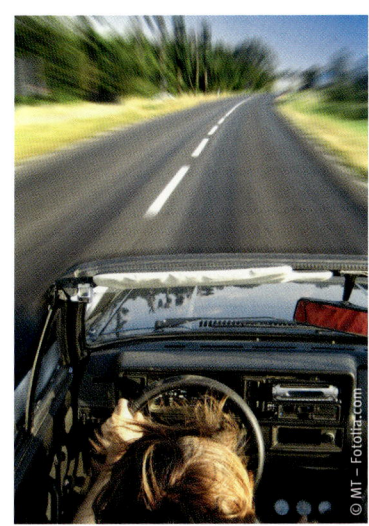

Luftstrom bringt zwar Kühlung, verursacht aber häufig auch Erkältungskrankheiten und gereizte Augen

Auf Reisen

Reisen bilden nicht nur, sie belasten auch: das Konto und den Körper. Letzteres spürt der Reisende schon bei einer relativ kurzen Fahrt, beispielsweise von der Nordseeküste ins süddeutsche Binnenland. An der Waterkant herrscht ein typisches Seeklima, das den Organismus durch frischen Wind, vergleichsweise kühle Temperaturen und intensive Strahlung reizt, doch nicht sonderlich belastet; in den Tälern und Senken im Landesinneren erwarten einen dagegen in den Sommermonaten oftmals schwülwarme Luftmassen und im Winter nicht seltener durch Luftschadstoffe aller Art verseuchte Nebelschwaden.

Fernreisen haben ihre Tücken

Ferne Länder Noch viel stärker ist gewöhnlich der Wetter- und Klimastress auf Fernreisen, vor allem in die beliebten Urlaubsregionen der Subtropen und Tropen. Jede Region hat dabei ihre speziellen Tücken. In den Subtropen sorgen zum Beispiel beständige Passatwinde oder Seewinde, die tagsüber recht kräftig vom Meer zum Land hin wehen, für angenehme Abkühlung. Man fühlt sich wohl, vergisst aber die intensive UV-Strahlung. Mancher Urlauber hat für seine Vergesslichkeit beispielsweise auf den Kanarischen Inseln nach einem längeren Sonnenbad oder gar -schlaf mit einem schweren Sonnenbrand büßen müssen. In den feuchten Subtropen und Tropen sollte man die starke Sonnenstrahlung gleichfalls nicht unterschätzen. Ein größeres Problem stellt dort jedoch die Belastung durch die Schwüle dar. Die Kombination von hohen Lufttemperaturen und hoher Luftfeuchtigkeit kann schwerwiegende Folgen haben – selbst für kerngesunde Athleten wie die Teilnehmer der Olympischen Sommerspiele 2008 in Peking, die unter mittleren täglichen Höchsttemperaturen von fast 30 °C, verbunden mit einer relativen Luftfeuchtigkeit von 80 Prozent, zu leiden hatten. Der Stress für den Körper beginnt freilich bereits lange vor der Ankunft am Urlaubsort, nämlich in dem Augenblick, in dem das Flugzeug von der Piste abhebt.

Im Flugzeug In allen Fahrzeugen herrscht ein spezielles, im Allgemeinen ungünstiges Bioklima. In denjenigen, die durch die höheren Schichten der Erdatmosphäre kreuzen, kommen zwei ungünstige Faktoren hinzu: trockene Luft und Luftdruckschwankungen. Die moderne Technik mildert zwar die Folgen, kann jedoch das Kabinenklima nicht völlig hermetisch gegen das Außenklima abschotten. In großen Flughöhen ist die Luft zum einen sehr kalt (um –50 °C) und zum andern sehr trocken, da kalte Luft nur wenig Feuchtigkeit aufnehmen kann. Wird sie ins Innere des Jets befördert und erwärmt, sinkt die Luftfeuchtigkeit weiter, sofern nicht Wasserdampf zugeführt wird. Die Passagiere leiden unter der Trockenheit, die sich vor allem an den Schleimhäuten bemerkbar macht und durch den Luftstrom aus den Düsen der Klimaanlage verstärkt wird. Trinken, Trinken, Trinken ist deshalb die erste Devise, allerdings keine Getränke wie Kaffee, die bei vielen Menschen entwässernd und harntreibend wirken, sondern am besten Mineralwasser (siehe S. 79).

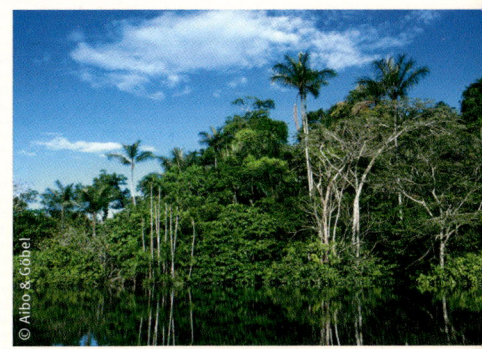

In den Subtropen und Tropen ist der Wetter- und Klimastress sehr groß

Wie rasch sich der Luftdruck mit der Höhe ändert, spürt man bereits bei einer kurzen Fahrt im Fahrstuhl oder der Seilbahn am Druck in den Ohren. Noch viel stärker machen sich Luftdruckänderungen beim Steig- beziehungsweise Sinkflug bemerkbar. Normalerweise erleichtert Schlucken den Druckausgleich; vor allem kleine Kinder haben damit jedoch Probleme. Sie leiden unter Ohren- und Kopfschmerzen und weinen deshalb häufig während der Start- und Landephase. Vielleicht sind sie aber auch nur müde.

Problem Zeitverschiebung

Jetlag Müdigkeit ist bei Reisen normal. Man muss in der Regel früher aufstehen, vor den Eincheck-Schaltern längere Zeit Schlange stehen, dann stundenlang in engen Sitzen eingezwängt nahezu bewegungslos verharren und dem allgemein ungünstigen Bioklima im Innern von Fahrzeugen standhalten. Der Körper gleicht den Stress in der nächsten Nacht durch einen erholsamen Schlaf aus. Nach längeren Flugreisen über mehrere Zeitzonen hinweg funktioniert der Anpassungsmechanismus allerdings nicht mehr einwandfrei. Wegen der Reisemüdigkeit schläft man zwar in der ersten Nacht am Zielort meistens gut, in den nächsten Tagen ist der Reisende jedoch abends hellwach und tagsüber hundemüde. Zu den Schlafstörungen kommen Abgeschlagenheit, Kopfschmerzen, Reizbarkeit, Übelkeit, Appetitverlust und Verdauungsstörungen. Da die Symptome offensichtlich mit der Flugreise und der Zeitverschiebung zu tun haben, bezeichnet man das Phänomen als Jetlag (engl. *jet* = Düsenflugzeug; *lag* = Zeitunterschied). Darunter haben übrigens auch Menschen und Tiere in abgeschwächter Form zu leiden, wenn bei uns am selben Ort im Frühjahr von Winterzeit (MEZ) auf Sommerzeit (MESZ) und im Herbst wieder auf Winterzeit umgestellt wird. Im Allgemeinen werden die Jetlag-Symptome nach Ostflügen (Flügen in östliche Richtungen) stärker und unangenehmer empfunden als nach Westflügen.

Die innere Uhr Jeder Mensch besitzt eine eingebaute innere Uhr, die nicht wie bei den modernen Funkuhren durch Funksignale, sondern durch den Wechsel von hellem Tag und dunkler Nacht gesteuert wird. Eine entscheidende Rolle spielt dabei das Melatonin (siehe S. 42). Das Tageslicht hemmt die Freisetzung dieses Hormons, nachts wird es hingegen verstärkt ausgeschüttet. Dadurch sinkt die Körperkerntemperatur bis auf ein Minimum zwischen 3 und 7 Uhr morgens, um dann bei Tagesbeginn wieder anzusteigen. Und mit dem Anstieg der Körperkerntemperatur nehmen die geistige und körperliche Leistungsfähigkeit zu.

An den Zyklus von Tag und Nacht hat sich die innere Uhr mit einem Rhythmus von ungefähr 24,5 Stunden angepasst; dies ist auch gut so, denn für ein überwiegend tagaktives Lebewesen wie den Menschen wäre es zum Beispiel ungünstig, wenn tagsüber die Körperkerntemperatur gedrosselt würde. Einen systembedingten Fehler hat die Uhr im Zwischenhirn freilich: Sie schaltet bei längeren Reisen nicht automatisch auf die jeweilige Ortszeit um, sondern tickt in dem am Heimatort eingeübten Takt weiter und geht einige Tage lang vor oder nach, bis sie den neuen Rhythmus gefunden hat. Kritisch wird der Unterschied zwischen Ortszeit und „Körperzeit" bei Flügen über mehr als fünf Zeitzonen hinweg. In beliebten Fernreisezielen wie Florida, Bali oder gar Australien wird diese Marke klar überschritten. Dabei darf nicht übersehen werden, dass nach erfolgter Anpassung der inneren Uhr nach der Rückreise ähnliche Probleme auftreten. Fernreisende muten ihrem Körper einiges zu. – Bleibe im Lande und nähre dich redlich?

Die innere Uhr neu stellen
Weder Medikamente noch andere Behandlungsmaßnahmen verhindern die Symptome des Jetlags völlig. Es gibt aber Möglichkeiten, sie abzumildern. Im Mittel kann dadurch die innere Uhr um etwa eine Stunde pro Tag angepasst werden. Pro überquerter Zeitzone sollte man deshalb einen Tag für die Anpassung einkalkulieren.
- Die Anpassung beginnt zweckmäßigerweise bereits während des Fluges, indem sich der Reisende gewissermaßen mit der Ortszeit des Zielortes im Hinterkopf auf die anderen Schlafens- und Essenszeiten einstellt, also in der Zeit schläft und isst, in der man gewöhnlich am Zielort schläft und isst – und umgekehrt in den Zeiten, in denen man normalerweise in der Heimat müde und hungrig wird, der Müdigkeit und dem Hunger trotzt.

- Am Zielort angekommen, gilt es, sich möglichst schnell an den veränderten Hell-Dunkel-Rhythmus anzupassen. Dabei sollte man vor allem tagsüber so lange wie möglich nach draußen gehen, um Sonnenlicht zu tanken. Das senkt den Spiegel des Schlafhormons Melatonin wirksam ab und hilft, die Tagesmüdigkeit zu bewältigen. Niemals den hellen Tag in abgedunkelten Räumen verbringen oder ein Mittagsschläfchen einlegen.
- Der Jetlag macht sich insbesondere nach Ostflügen durch Schlafstörungen bemerkbar (bei Westflügen sind die Probleme in der Regel geringer, weil der Organismus eine Verlängerung des Tages besser verkraftet als eine Verkürzung). Die Versuchung ist deshalb groß, der inneren Uhr bei Tagesmüdigkeit mit stimulierenden Mitteln (wie Kaffee) oder aber bei Schlaflosigkeit mit schlaffördernden Mitteln auf die Sprünge zu helfen. Von dem ist freilich abzuraten, denn die naturgemäße Anpassung wird dadurch verzögert.
- Wer am Zielort abends sehr schlecht einschlafen kann, sollte es zunächst mit Tees oder Tabletten mit den Wirkstoffen von Baldrian, Hopfen oder Melisse versuchen. Präparate, die das Schlafhormon Melatonin enthalten, beugen nach wissenschaftlichen Untersuchungen den Jetlag-Symptomen vor oder schwächen sie ab und werden deshalb in vielen Ländern als Schlafmittel und zur beschleunigten Anpassung der inneren Uhr verwendet. In Deutschland ist dagegen kein Melatonin-Präparat im Handel, weil die Mittel oftmals nicht den hierzulande hohen Ansprüchen an Reinheit genügen. Sie können jedoch importiert werden.

Von den Einheimischen lernen

Unser Körper verkraftet eine Reise in ferne Länder (genauso wie die Rückreise) nicht leicht. Neben der Zeitumstellung und der Umstellung auf eine andere Ernährung gehört vor allem die Gewöhnung an das Klima des Reiseorts (Akklimatisation) zu den Stressfaktoren. Je nach Klimacharakter und persönlicher Konstitution dauert sie zwischen ein und zwei Wochen – sofern man einige Grundregeln beachtet.

- Die wichtigste Regel ist die, sich die Einheimischen, die das Klima und dessen Auswirkungen ja bestens kennen, zum Vorbild zu nehmen. In den spanischsprachigen Ländern des Südens gehen zum Beispiel, wie es heißt, nur Esel und Weiße während der Mittagshitze auf die Straße; die Einheimischen suchen sich dagegen ein schattiges, kühles Plätzchen, legen eine längere Siesta ein und werden erst in den späten Nachmittags- und Abendstunden wieder aktiv. Frühaufsteher entgehen der Mittagshitze auf ihre Weise.
- Das Bioklima auf und unter der Haut hängt entscheidend von der Kleidung ab (siehe S. 84); verwundert blicken die Spanier deshalb auf die hellhäutigen Descamisados und Descamisadas („Hemdlosen") aus nördlichen Breiten, die sich ohne ein Hemd oder eine Bluse in die pralle Sonne wagen und damit das Risiko eines schweren Sonnenbrandes eingehen. Leichte, locker fallende, luftdurchlässige Kleidung aus Leinen, Baumwolle oder atmungsaktiver Mikrofaser gehören daher unbedingt ins Reisegepäck; ebenso ein Hut von der Art eines Sombreros, der den Kopf, das Kontrollzentrum der Körpertemperatur, mit seiner breiten Krempe vor der Sonne schützt und zugleich aus luftdurchlässigem Naturfasermaterial besteht, das den Hitzestau verhindert.
- Akklimatisation bedeutet anderseits Klimagewöhnung und nicht Klimavermeidung. Wer sich immer wieder in klimatisierte Räume zurückzieht, verzögert dadurch die Gewöhnung des Körpers an die Hitze – ganz davon abgesehen, dass häufige, schnelle Temperaturwechsel nicht selten zu Erkältungskrankheiten führen.

Klimawandel

Kein anderes Umweltthema beschäftigt und beunruhigt die Menschheit derzeit mehr als der aktuelle Klimawandel. Zahlreiche Daten und Fakten belegen, dass sich das globale Klima seit Jahrzehnten deutlich verändert. Steuert die Erde unaufhaltsam auf eine Klimakatastrophe mit unabsehbaren Folgen zu? Steigender Meeresspiegel, abschmelzende Gletscher und Eisfelder in den Polargebieten und Hochgebirgen, schwindende Süßwasservorräte und abnehmende Ernteerträge bei gleichzeitig wachsender Weltbevölkerung – all das verheißt nichts Gutes.

In eine ungesunde Zukunft?

Über die Ursachen des Klimawandels wird heftig diskutiert. Gehört er zu den natürlichen Klimaänderungen, von denen unser Planet in den letzten Jahrmillionen der Erdgeschichte Dutzende erlebt hat, oder hat sich die Menschheit dieses Problem selbst eingebrockt? Vieles spricht für Letzteres. Sicher ist jedoch, dass die direkten und indirekten Folgen des Klimawandels für den einzelnen Menschen wie für die gesamte Weltbevölkerung verheerend sein könnten.

Sicher ist, dass die Folgen des Klimawandels für den Einzelnen wie für die gesamte Weltbevölkerung verheerend sein könnten.

Die Fakten liegen klar auf dem Tisch, insbesondere was den Anstieg der Temperaturen betrifft. Seit Beginn des 20. Jahrhunderts ist die globale Jahresmitteltemperatur um gut 0,7 °C gestiegen. In Deutschland waren es sogar 0,9 °C. In den vergangenen 50 Jahren hat sich der Anstieg noch beschleunigt. Das Jahr 2007 war in Deutschland mit 9,9 °C das zweitwärmste seit 1901. Höhere Temperaturen bedeuten einen höheren Energiegehalt der Atmosphäre. Er äußert sich in extremen Wetterereignissen wie Stürmen oder Starkregen, die in den letzten Jahrzehnten nicht unbedingt häufiger, sondern eher intensiver geworden sind. Etwa der „Horrorzyklon" Sidr, der im November 2007 mit Windgeschwindigkeiten von zeitweise mehr als 200 km/h über Bangladesch wütete und fast drei Millionen Menschen mehr oder minder hart traf. Wie viele Menschen direkt durch den Sturm oder nachher durch Krankheiten umgekommen sind, ist unbekannt. Es müssen Zehntausende gewesen sein.

So erschreckend die Opferzahlen derartiger Unwetter auch sein mögen – man muss kein Pessimist sein, um zu befürchten, dass weniger spektakuläre, oftmals unsichtbare Wetterphänomene schon heute noch mehr Opfer fordern und durch den Klimawandel verstärkt in Zukunft fordern werden: beispielsweise durch den wachsenden Hitzestress (siehe S. 122) und die Ausbreitung des Ozonlochs, durch die Ausbreitung von Krankheitserregern (siehe S. 131) oder die Luftverschmutzung (siehe S. 126), die als eine Hauptursache des Klimawandels gilt.

Schlechte Nachrichten für Pollenallergiker
Die Prognose, dass zum Beispiel in Mitteleuropa die Sommer länger und wärmer, die Winter hingegen kürzer und milder werden könnten, ist an und für sich vielversprechend, wenn die Verschiebung der Jahreszeiten nicht zugleich auch sehr unangenehme Folgen hätte. Die vier Jahreszeiten, die im Kalender verzeichnet sind, können sich natürlich nicht mit dem Klimawandel verschieben, denn der Mensch

Klimawandel

hat sie verbindlich festgelegt. Anders sieht es mit den sogenannten phänologischen Jahreszeiten aus. Deren Abgrenzung beruht vor allem auf dem Eintrittstermin bestimmter Entwicklungsphasen der Pflanzenwelt, zum Beispiel der Blüte. Sie verändern sich naturgemäß von Ort zu Ort und von Jahr zu Jahr. Seit dem Anfang des 19. Jahrhunderts, also etwa seit dem Beginn der industriellen Revolution, haben sich die phänologischen Jahreszeiten, vor allem die frühen, deutlich zum Jahresanfang hin verschoben. Am Genfer See beispielsweise fällt die Mitte des sogenannten Erstfrühlings, der durch die Laubentfaltung der Rosskastanie markiert wird, auf Mitte Februar statt früher Mitte März.

Dem Laien mag dies alles recht akademisch vorkommen, doch die Verschiebung der Jahreszeiten hat handfeste Folgen, unter anderem für die zahlreichen Pollenallergiker. Sie müssen jetzt schon viel früher

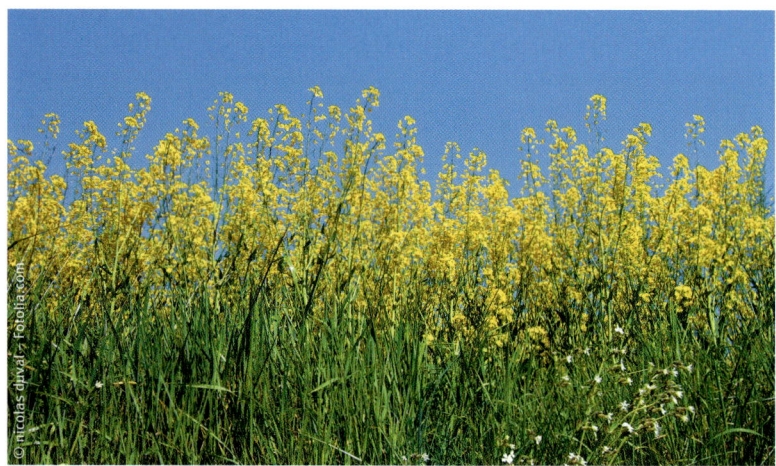

Pollenallergiker zählen zu den vielen Verlierern des Klimawandels, denn die Pollenflugsaison dauert jetzt länger

und länger mit ihren Plagegeistern rechnen. Der Pollenflugkalender wurde deswegen in den letzten Jahren völlig neu geschrieben (siehe unten); im Vergleich zu den vergangenen Jahrzehnten findet der Pollenflug heute nicht nur früher statt (zum Beispiel Baumpollen), sondern dauert auch länger (zum Beispiel Kräuterpollen). Hinzu kommen neue Pollenallergene, etwa das Beifußblättrige Traubenkraut (*Ambrosia*), das aus Nordamerika stammt und sich seit Beginn der 1990er-Jahre in Mitteleuropa rasch ausbreitet.

> **Im Vergleich zu den vergangenen Jahrzehnten findet der Pollenflug heute nicht nur früher statt, sondern dauert auch länger.**

Der neue Pollenflugkalender für Deutschland

Pollenallergen	Hauptblüte	Vor- und Nachblüte
Hasel	Februar – März	Februar – April
Erle	Februar – März	Februar – April
Pappel	März – April	März – April
Weide	März – Mai	März – Mai
Esche	April – Mai	März – Mai
Hainbuche	April – Mai	April – Mai
Birke	April	März – Mai
Buche	April – Mai	April – Mai
Eiche	April – Mai	April – Juni
Kiefer	Mai – Juni	April – Juli
Gräser	Mai – August	April – September
Spitzwegerich	Mai – August	Mai – September
Roggen	Mai – Juni	Mai – Juni
Brennnessel	Juni – August	Mai – September
Beifuß	Juli – August	Juli – September
Traubenkraut	August – September	August – September

Quelle: Stiftung Deutscher Polleninformationsdienst

Klimawandel

Die Pollensaison 2008 bestätigte den Trend. Wegen des milden Winters begann der Pollenflug ungewöhnlich früh; Haselnuss und Erle blühten vielerorts schon im Januar. Die meisten Gräserpollen waren bereits im Frühsommer unterwegs. Normalerweise gehen sie erst im Juli auf die Reise. Falls der Trend zu milderen Wintern und wärmeren Sommern anhält, worauf vieles hindeutet, ist die Luft vielleicht nur noch im letzten Quartal des Jahres frei von Pollen – düstere Aussichten für Pollenallergiker!

Strahlendes Wetter

Prognosen sind naturgemäß immer mit Fehlern behaftet. Im Unterschied zu den Wirtschaftsweisen, die tollkühn die Wirtschaftswachstumsrate im nächsten Jahr für Deutschland oder irgendein anderes Land der Welt bis auf eine Stelle hinter dem Komma vorhersagen, zeigen sich die Wetter- und Klimaforscher daher schon bei den Langfristprognosen für die nächste Jahreszeit stets sehr vorsichtig. Auf umso zerbrechlicheren Fundamenten stehen die Szenarien, die zum Beispiel den Klimawandel für das 21. Jahrhundert vorhersagen, selbst wenn sie nur einen einzigen Baustein des Klimas, die mittlere Lufttemperatur, betreffen. Von wenigen Ausnahmen abgesehen sagen jedoch alle seriösen Prognosemodelle bis zum Jahr 2100 einen Anstieg der Temperaturen voraus, der im Vergleich zu den Jahren 1980–1999 in unseren Breiten durchaus vier Grad betragen könnte. Und damit würde zwangsläufig für den Menschen der Hitzestress zunehmen.

Zunehmender Hitzestress

Die 2003 im bisherigen Rekordsommer des 21. Jahrhunderts gesammelten bitteren Erfahrungen belegen klar, dass Hitzewellen die Zahl der Erkrankungs- und Todesfälle drastisch ansteigen lassen. Hohe Lufttemperaturen, verbunden mit Windstille, hoher Luftfeuchtigkeit und intensiver Sonneneinstrahlung, erhöhen die Gesundheitsrisiken. Sie gehen allerdings weniger von den charakteristischen Hitzeerkrankungen (siehe S. 75) aus. Betroffen sind vielmehr vor allem Menschen, deren Organismus bereits durch andere Erkrankungen (insbesondere des Herz-Kreislauf-Systems) geschwächt ist, oder die die Wärmebelastung allgemein schlecht verkraften wie Kleinkinder und ältere Menschen. Zu den Hauptrisikogruppen gehören außerdem die Stadtbewohner – mindestens ebenso belastend wie die starke Aufheizung der Stadtlandschaften am Tage ist die geringere Abkühlung in der Nacht (siehe S. 104).

Die im Sommer 2003 gesammelten Erfahrungen belegen klar, dass Hitzewellen die Zahl der Erkrankungs- und Todesfälle drastisch ansteigen lassen.

Wissenschaftler haben unter anderem in den USA, in China und Nordafrika das Risiko hitzebedingter Erkrankungen und Todesfälle untersucht. Danach würde sich bei einem Anstieg der durchschnittlichen Lufttemperaturen um etwa ein Grad bis zum Jahr 2020 die Zahl der Todesfälle vermutlich verdoppeln. Für die Staaten der Europäischen Union schätzen Experten bei einer Temperaturerhöhung um 2,5 °C, dass es rund 10 000 zusätzliche hitzebedingte Todesfälle pro Jahr gibt, genauer sollte man sagen: rund 10 000 vorzeitige hitzebedingte Todesfälle pro Jahr. Denn extremer Hitzestress verkürzt vor allem die Lebenserwartung; nach den Hitzewellen sinkt die Sterblichkeitsrate wieder unter den langjährigen statistischen Mittelwert.

Für die Staaten der Europäischen Union rechnen Experten bei einer Temperaturerhöhung um 2,5 °C mit rund 10 000 zusätzlichen hitzebedingten Todesfällen pro Jahr.

Einen positiven Effekt für die Gesundheit könnte die Erderwärmung auch haben: Nach den meisten Prognosen soll der Winter, in unseren Breiten die Hochsaison für Infektionskrankheiten und unter anderem auch Herzinfarkte, milder und feuchter werden. Ob ein winterliches Schmuddelwetter ohne knackigen Frost, aber dafür mit beinahe frühlingshaften Temperaturen, Regen, Schneeregen und Nebel die Gesundheitsrisiken vermindert, ist jedoch mehr als fraglich.

Gefahren aus dem All

Der Treibhauseffekt Die Temperaturen und Temperaturschwankungen nahe der Erdoberfläche hängen von vielen Faktoren und Prozessen ab. Ein Geflecht von Vorgängen spielt dabei eine entscheidende Rolle: der Treibhauseffekt. Wie die Glasscheiben eines Treibhauses oder Wintergartens lassen die untersten Schichten der Erdatmosphäre die kurzwellige Strahlung der Sonne nahezu ungehindert passieren, geben dagegen die langwellige Wärmeausstrahlung der Erde zum größten Teil wieder zurück. Beim Treibhauseffekt übernehmen bestimmte, in der Lufthülle in geringen Anteilen enthaltene Gase die Rolle der Glasscheiben: neben Wasserdampf vor allem Kohlendioxid und Methan. Die Treibhausgase schaffen so eine

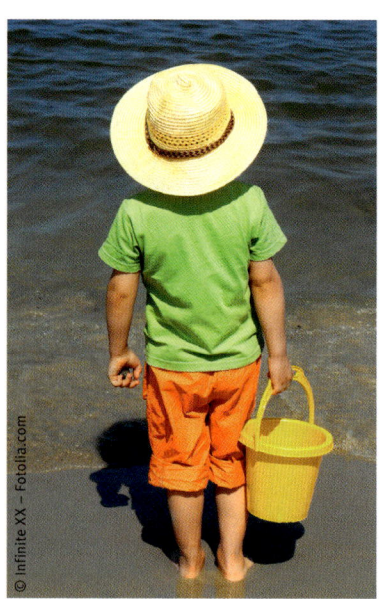

Kleinkinder verkraften die Hitze schlecht – da ist Sonnenschutz angesagt

Art Wärmefalle – und dies ist für die Bewohner der Erde auch ein Segen, denn ohne den Treibhauseffekt wäre unser Planet ein eiskalter Himmelskörper ohne höheres Leben. Nimmt allerdings der Anteil der Treibhausgase (wie beim Kohlendioxid in den letzten Jahrzehnten) drastisch zu, dann steigen auch die Temperaturen in der Nähe der Erdoberfläche innerhalb der sogenannten Troposphäre unkontrolliert an. Die Hauptursache der aktuellen Erderwärmung ist höchstwahrscheinlich der verstärkte Ausstoß von Treibhausgasen durch verschiedene Aktivitäten des Menschen. Man spricht daher vom anthropogenen Treibhauseffekt, der durch den Menschen (griech. *ánthropos* = Mensch) beschleunigt wird.

Schwindende Ozonschicht   Im nächsthöheren Stockwerk der Atmosphäre, der Stratosphäre, in unseren Breiten zwischen etwa 12 und 50 Kilometern Höhe, ist ein entgegengesetzter Trend zu beobachten. Dort kühlt sich die Atmosphäre ab, vor allem innerhalb einer Schicht, die den Erdball in rund 25 Kilometern Höhe umschließt: der Ozonschicht, in der die 3-atomige Form des Sauerstoffs (O_3) angereichert ist. Sie dünnt aus, bis hin zum sogenannten Ozonloch, das sich hauptsächlich über den Polargebieten der Südhalbkugel erstreckt, sich in manchen Jahren aber auch über unseren Erdbreiten bildet. Für den Schwund der Ozonschicht sind ebenfalls in erster Linie vom Menschen produzierte Gase verantwortlich, insbesondere die Fluorchlorkohlenwasserstoffe (FCKW). Ihre Produktion und Verwendung ist zwar inzwischen weitgehend verboten, doch es wird wahrscheinlich mindestens ein halbes Jahrhundert dauern, bis die Ozonschicht wieder einigermaßen intakt sein wird. Bis dahin müssen Mensch und Natur mit einer unsichtbaren Gefahr

Das Ozonloch erstreckt sich hauptsächlich über den Polargebieten der Südhalbkugel, bildet sich in manchen Jahren aber auch über unseren Erdbreiten.

aus dem Weltall leben: der verstärkten UV-Strahlung der Sonne. Denn eine durchlöcherte Ozonschicht bietet nur noch einen unvollkommenen Schutz vor den energiereichen, aggressiven Strahlen.

Beim Menschen sind besonders die Haut und die Augen durch die ultraviolette Strahlung gefährdet; es kommt zu Sonnenbrand (siehe S. 63) und Schneeblindheit (siehe S. 68). Als Spätfolgen sind allerdings Hautkrebserkrankungen schwerwiegender. Weltweit nimmt die Zahl der Hautkrebserkrankungen schneller zu als die aller anderen Krebserkrankungen. In Deutschland erkrankt etwa jeder 100. Einwohner im Lauf seines Lebens daran. Ungefähr 20 Prozent der Fälle führen zum Tod. Als Hauptursachen von Hautkrebs gelten schwere Sonnenbrände im Kindesalter. Das Risiko eines Sonnenbrandes ist besonders im Frühling sehr hoch, wenn die Haut nach dem Winter noch nicht an intensive Sonnenstrahlung gewöhnt ist.

Verschmutzte Luft

Die Luft ist niemals vollkommen rein, auch nicht in den Reinluftgebieten an der Küste oder im Hochgebirge. Sie enthält außer den atmosphärischen Gasen, die von Natur aus in ihr vorkommen, stets einen mehr oder minder großen Anteil von Abgasen sowie flüssigen und festen Partikeln aus künstlichen Quellen wie der Industrie, dem Verkehr oder der Landwirtschaft. Und dieser Anteil ist seit dem Beginn des Industriezeitalters deutlich gewachsen. Man sieht es zum Beispiel auf den Bildern der Landschaftsmaler des 18. und 19. Jahrhunderts, in denen der Himmel zunehmend vergraut und verbraunt.

Dank verschärfter Normen und verbesserter Verfahren zur Verringerung des Schadstoffausstoßes ist inzwischen die Luft über den Indus-

Verschmutzte Luft ||| **127**

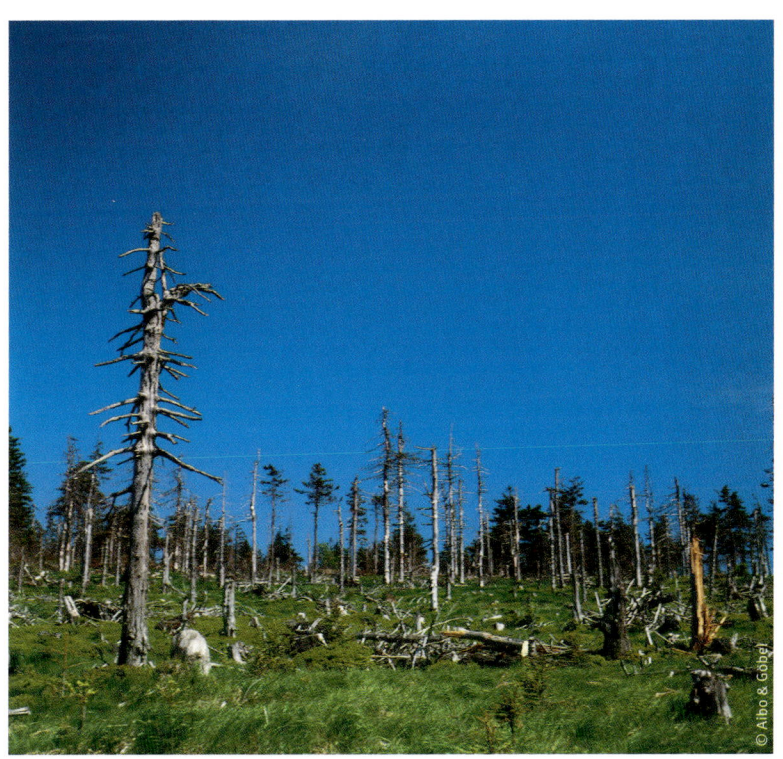

Durch den sauren Regen geschädigter Waldbestand

triestaaten sauberer geworden. Der vor allem durch Schwefelgase verursachte „saure Regen" (auch saure Nebel und saure Schnee) stellt jedoch bis heute ein ernstes Umweltproblem dar. Weniger durch direkte Gefahren für die Gesundheit der Menschen als durch die Schädigung der gesamten Umwelt, die unter anderem zu erheblichen Engpässen bei der Versorgung mit Nahrungsmitteln und Trinkwasser führen kann. In den Entwicklungs- und Schwellenländern ist die

Situation wesentlich dramatischer. Ost- und Südostasien wird zum Beispiel wahrscheinlich noch für Jahrzehnte unter dem braunen Dunst leiden müssen, der ernste Erkrankungen der Atemwege und durch geringere Sichtweiten auch schwere Verkehrsunfälle mit sich bringt.

Smog, mitten im Sommer

Smog, die gesundheitsschädliche Mischung aus Nebel oder Dunst und Abgasen, hat neben dem Wintersmog (siehe S. 107) eine zweite, mindestens ebenso schädliche Variante: den Sommersmog oder Photosmog. Der letzte Begriff (von griech. phos = Licht) verrät, dass dabei das Sonnenlicht eine entscheidende Rolle spielt. Es wandelt verschiedene Abgase, die unter anderem aus den Auspuffrohren von Autos quellen, durch komplizierte chemische Reaktionen in Ozon (O_3) um. Das in der Höhe angereicherte Ozon ist als Schutzschild vor der aggressiven UV-Strahlung unverzichtbar (siehe S. 63), bodennahes Ozon stellt hingegen ein großes Gesundheitsrisiko dar.

> In der Höhe angereichertes Ozon ist als Schutzschild vor der aggressiven UV-Strahlung unverzichtbar, bodennahes Ozon stellt hingegen ein großes Gesundheitsrisiko dar.

Die Zeiten, in denen die Kur- und Erholungsorte noch mit ozonreicher Waldluft für sich warben, sind längst vergangen. Heute gilt die 3-atomige Form des Sauerstoffs in der Nähe des Erdbodens als einer der gefährlichsten Luftschadstoffe. Bei erhöhten Gehalten kann es zu Schleimhautreizungen und -entzündungen kommen. Betroffen sind vor allem die Augen und Atemwege mit kennzeichnenden Symptomen wie Augenbrennen oder Tränen der Augen, Kratzen im Hals, Husten, Atemnot, aber auch Kopfschmerzen und Übelkeit. Die Funktion der Lunge kann beeinträchtigt werden; möglicherweise wird das Immunsystem geschwächt. Grundsätzlich nehmen die Beschwerden zu, wenn man sich im Beruf oder in der Freizeit körperlich anstrengt, weil eine größere Luftmenge und damit mehr Ozon eingeatmet wird. Jogging zum Beispiel soll der Fitness dienen – bei Smogwetterlagen hat es indes den gegenteiligen Effekt.

Sicherer durch den Smog

Bei der vom sogenannten Ozonloch verursachten starken Belastung des Organismus durch intensivere ultraviolette Strahlung ist etwa um das Jahr 2050 eine Besserung in Sicht. Der Wintersmog (siehe S. 107) hat sich inzwischen wenigstens über den reichen Industrieländern etwas gelichtet. Trotzdem ist der Gehalt der Luft an gefährlichen Schadstoffen (vor allem bodennahes Ozon und Feinstaub) nach wie vor hoch und wird in den nächsten Jahrzehnten wohl eher noch zunehmen. Vorsicht ist daher angebracht.

- Verschiedene Institutionen informieren ständig über die Belastung durch Ozon und andere Luftschadstoffe (zum Beispiel für Mitteleuropa im Internet unter www.eurad.uni-koeln.de). Wenn man Aktivitäten im Freien plant, sollte man die Warnungen ernst nehmen.
- Gerade beim schönsten sonnigen und warmen Sommerwetter ist die Gefahr durch Ozon am größten. Daher besser zur Mittagszeit im Haus bleiben, so schwer es auch fallen mag, und dafür morgens und abends draußen aktiv werden.
- Nicht nur bei Ozonalarm Anstrengungen vermeiden, denn mit jedem Atemzug dringen die Luftschadstoffe tief in den Körper ein.
- Kinder, die beim Spiel schneller und tiefer atmen, sind besonders stark durch Luftschadstoffe gefährdet.
- Städtische Ballungsgebiete und ländliche Reinluftgebiete unterscheiden sich in der Belastung durch Ozon oder Feinstaub kaum voneinander, denn die Schadstoffe werden durch den Wind oft über weite Entfernungen transportiert.

In den bodennahen Luftschichten steigt der Ozongehalt derzeit rasant an: auf der nördlichen Erdhalbkugel seit 1980 um sechs Prozent pro Jahr. Nach einer Studie britischer Wissenschaftler sterben in den EU-Staaten heute rund 21 400 Menschen pro Jahr an den Folgen der Ozonbelastung; bis zum Jahr 2020 könnte sich diese Zahl um bis zu 50 Prozent erhöhen. Abgesehen vom direkten Gesundheitsrisiko gefährdet bodennahes Ozon auch die Nahrungsmittelversorgung der Menschheit, denn es greift wichtige Nutzpflanzen wie Weizen, Reis oder Sojabohnen an. Und das Ozonproblem verschärft sich von Jahr zu Jahr weiter, ohne Aussicht auf eine baldige Lösung.

> In den EU-Staaten sterben heute rund 21 400 Menschen pro Jahr an den Folgen der Ozonbelastung; bis 2020 könnte sich diese Zahl um bis zu 50 Prozent erhöhen.

Gar nicht fein: Feinstaub

Ein weiteres Risiko ist die zunehmende Belastung der untersten Luftschichten durch den sogenannten Feinstaub (Staubpartikel mit einem Durchmesser von weniger als 10 Mikrometer). Diese feinen Partikel werden beim Atmen nur zum Teil im Nasen-Rachenraum zurückgehalten und gelangen tief in die Atemwege. Ähnlich wie Ozon hat Feinstaub zahlreiche natürliche und künstliche Quellen. Zu den wichtigsten gehört der Straßenverkehr. Und ähnlich wie Ozon werden die winzigen Teilchen vom Wind oft über weite Strecken verfrachtet. Längst ist Feinstaub daher nicht nur mehr ein Problem der Großstädte und Industriereviere. Aller Wahrscheinlichkeit nach dürfte die Belastung in Zukunft weiter ansteigen, zum einen durch den zunehmenden Straßenverkehr, zum andern durch den Klimawandel. In den vorhergesagten häufigeren trockenen Witterungsperioden im Sommer fehlt nämlich der reinigende Regen, der den Feinstaub aus der Luft auswaschen könnte. Die verschiedensten Krankheiten, von Allergien und Asthma über Herz-Kreislauf-Erkrankungen bis zum Lungenkrebs wären und sind die Folgen. Von einer nachhaltigen Lösung des Problems, etwa durch Partikelfilter, ist man auch in diesem Fall noch weit entfernt.

Gefährliche Invasoren

Deutschland und die benachbarten Staaten Mitteleuropas sind Einwanderungsländer: für Menschen, aber auch für Pflanzen, Tiere und Mikroorganismen. Von den Gewächsen zum Beispiel bereichern viele die Naturlandschaft, manche verdrängen hingegen die heimische Flora, breiten sich auf den Feldern als Unkräuter aus oder haben sich für den Menschen zum Gesundheitsrisiko entwickelt. Zu den Letzteren gehören beispielsweise der Riesen-Bärenklau, der schon bei der Berührung schwer heilende Verbrennungen verursachen kann, oder das Beifußblättrige Traubenkraut, das heftige Allergien auslöst (siehe S. 121). Beide Arten stammen aus anderen Klimazonen und fühlen sich mit jedem Zehntel Grad, um das das Klima wärmer wird, zunehmend auch in unseren Breiten wohl.

„Schlechte Luft" im Gepäck

Der bis über drei Meter hohe Riesen-Bärenklau ist unübersehbar; man kann (und sollte) sich also von ihm fernhalten. Unscheinbarer sind indes viele kleine Insekten, die Infektionskrankheiten übertragen – wie zum Beispiel die Malaria (von ital. *mal'aria* = schlechte Luft), an der heute schätzungsweise weltweit jedes Jahr zwei Millionen Menschen sterben. In diesem Fall ist die Anopheles-Mücke die Überträgerin. Sie findet bei 20–30 °C optimale Bedingungen zur Fortpflanzung. Im Sommer 2003 wurden etwa in Karlsruhe beinahe täglich Höchsttemperaturen in dieser Spanne erreicht. Wenn dann

Rund 1000 Deutsche kehren alljährlich von Reisen in subtropische und tropische Länder als Malariapatienten in ihre Heimat zurück.

noch Wassertümpel als geeignete Brutstätten der Mücken hinzukommen, ist der Weg für ihren Einzug mit der Malaria im Gefolge geebnet. Offenbar breiten sich einige Mückenarten bereits vom Mittelmeerraum nach Norden aus. Gegenüber der importierten Malaria stellt die hierzulande entstandene Malaria allerdings noch ein geringes Risiko dar: Rund 1 000 Deutsche kehren alljährlich von Reisen in subtropische und tropische Länder als Malariapatienten in ihre Heimat zurück.

Der internationale Flugverkehr, der gewissermaßen als Kurier die Überträger und Erreger von Infektionskrankheiten rasch über natürliche Klimaschranken hinweg in für die Überträger günstige Klimazonen verfrachtet, wird mit dem Klimawandel zunehmend zu einem Problem. Ein Beispiel ist die Ausbreitung des West-Nil-Virus, das vor allem Vögel infiziert, aber auch auf Menschen übergreifen kann und nicht selten tödliche Gehirn- und Gehirnhautentzündungen auslöst. Zuerst, wie der Name verrät, im tropischen Afrika entdeckt, ist das Virus heute in vielen Ländern der Erde verbreitet, unter anderem in den USA, wo pro Jahr mehrere Hundert Todesfälle bekannt werden. Mit der Verschiebung der Klimazonen könnte die Zahl der Invasoren und damit die Zahl übertragbarer Infektionskrankheiten wachsen.

Zeckenalarm rund ums Jahr?

Die Zecken oder „Holzböcke" gehören in Mitteleuropa nicht oder nur in Ausnahmefällen zu den Invasoren. Sie sind spätestens seit dem Ende der jüngsten Eiszeit in mehreren Arten in Mitteleuropa heimisch und übertragen dabei als Wirte häufig Erreger ernster Erkrankungen, hauptsächlich der Lyme-Borreliose und der Frühsommer-Meningoenzephalitis (FSME). Bei beiden Krankheiten besteht in unseren Breiten eine sehr hohe Infektionsgefahr, und bei beiden infizieren sich

Menschen und Tiere in den wärmeren Jahreszeiten, in denen die kleinen Blutsauger aktiv sind. Die Zecken-Hauptsaison beginnt bei uns in den Monaten, in denen die Lufttemperaturen über etwa 7 °C steigen, also im März/April, und endet normalerweise im September/Oktober, wenn die ersten Fröste auftreten. Höhere Temperaturen als Folge der Erderwärmung müssen das Risiko eines Zeckenstichs und einer Infektion nicht unbedingt erhöhen. Neben der Temperatur spielt auch die Feuchtigkeit für das Wohlbefinden der blutsaugenden Spinnentiere eine wichtige Rolle. Durch die mit dem Klimawandel verbundene Verschiebung und Ausdehnung der natürlichen Jahreszeiten (siehe S. 119) und allgemein feuchtere, mildere Winter könnte der Zeckenalarm jedoch durchgehend von Januar bis Dezember andauern. Erst strenger Frost unter −20 °C verdirbt Zecken endgültig den Appetit. Doch auf solche

Durch die Verschiebung und Ausdehnung der natürlichen Jahreszeiten und feuchtere, mildere Winter könnte der Zeckenalarm durchgehend von Januar bis Dezember andauern.

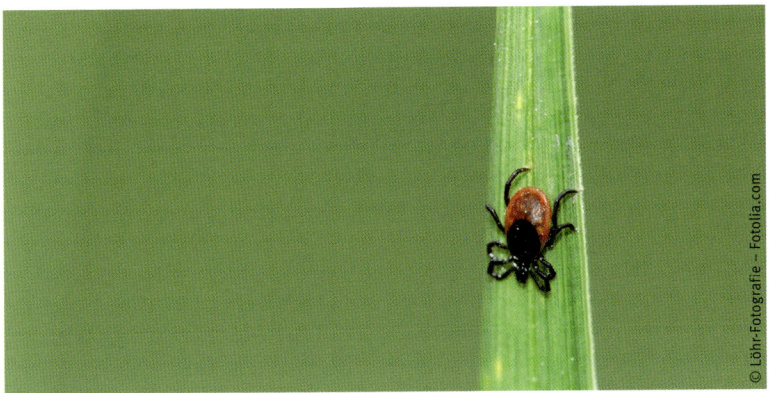

Einen hundertprozentigen Schutz vor Zecken gibt es nicht, wohl aber Verhaltensregeln, die das Risiko eines Zeckenstichs verringern

Minusgrade ist die Quecksilbersäule zwischen Nordsee und Alpen in der Regel nur vor Jahrzehnten gefallen.

Zecken sind inzwischen auch für zahlreiche andere Tiere zu einem erheblichen Risiko geworden, selbst im hohen Norden Europas. So gehen zum Beispiel die Elchbestände in Schweden deutlich zurück, weil die nordischen Hirsche weniger Kälber gebären. Vermutet wird ein Zusammenhang zwischen den abgestorbenen Embryonen und dem verstärkten Zeckenbefall der Tiere. Sie erkranken am Zeckenfieber, einer durch Zecken übertragenen bakteriellen Erkrankung.

> **Wie schützt man sich vor Zecken?**
> Einen hundertprozentigen Schutz vor Zecken gibt es nicht, wohl aber verschiedene Verhaltensregeln, die das Risiko, Opfer der kleinen Blutsauger und der von ihnen übertragenen Krankheiten zu werden, wenigstens verringern. Für Kinder, die im Sommer ihre Freizeit gerne draußen verbringen, gelten diese Schutzmaßnahmen ganz besonders.
> - Am besten ist es, sich von den Pflanzenbeständen fernzuhalten, in denen die Zecken bevorzugt hausen, also hohen Gräsern, Sträuchern und Unterholz in Laubwäldern und auf Lichtungen.
> - Geschlossene Kleidung mit langen Ärmeln und lange Hosen tragen. Günstiger als dunkle Kleidung ist helle, denn auf dem hellen Untergrund kann man die Spinnentiere gut erkennen und sie noch vor dem Stich entfernen.
> - Socken über die Hosenbeine ziehen und/oder Hosen mit dicht schließendem Beinabschluss tragen.
> - Insektenabweisende Mittel verwenden. Sie halten Zecken für eine gewisse Zeit ab, doch nicht immer!
> - Nach der Rückkehr oder noch besser bei Pausen den gesamten Körper sorgfältig nach Zecken absuchen. Sie nisten sich vorzugsweise an dünnen und warmen Hautpartien ein, wie an Armen, Achseln, Kniekehlen und am Hals.

- Hat sich eine Zecke bereits am Körper eingenistet, das Tier möglichst sofort entfernen; dabei keinesfalls Öl oder flüssigen Klebstoff benutzen, denn im Todeskampf gibt das Tier verstärkt Erreger in die Stichwunde ab. Stattdessen eine feine Pinzette verwenden und die Zecke ganz vorsichtig und sorgfältig aus der Haut ziehen. Oftmals bleibt der Kopf in der Wunde stecken, was zu Entzündungen führen kann. In diesem Fall sollte man zum Arzt gehen.
- Wenn nach einem Zeckenstich Symptome wie Müdigkeit, Fieber oder Kopfschmerzen auftreten, umgehend den Arzt, möglichst den Hautarzt, aufsuchen. Eine ringförmige Hautrötung um die Einstichstelle deutet auf eine Infektion mit Borrelien hin. Diese wird mit Antibiotika behandelt. Der Arzt informiert auch über die Möglichkeit, sich durch eine Impfung vor der Frühsommer-Meningoenzephalitis (FSME) zu schützen; in Risikogebieten ist eine solche Impfung dringend zu empfehlen.

Gesundheitsschutz = Klimaschutz

Bisher war in diesem Buch fast immer nur von dem Bioklima die Rede, das draußen vor der Haustüre herrscht und zum Gesundheitsrisiko werden kann. Der Mensch hat jedoch seit Urzeiten versucht, in seiner unmittelbaren Umwelt ein Klima zu schaffen, das ihm behaglicher erscheint, aber nicht unbedingt auch gesünder ist – von den verräucherten Höhlen der Steinzeitmenschen bis hin zu den klimatisierten Wohnungen unserer Zeit. Dabei unterscheidet sich im kühl-gemäßigten Mitteleuropa das Raumklima vom Außenklima vor allem durch die erwünschten höheren Temperaturen. Und da die Raumwärme bei uns hauptsächlich durch die Verbrennung fossiler Brennstoffe wie Erdöl oder Erdgas erzeugt wird, tragen die privaten Haushalte beträchtlich zum Ausstoß des Treibhausgases Kohlendioxid (siehe S. 125) bei. In Deutschland beträgt der Anteil der Haushalte daran derzeit etwa ein Fünftel. Hinzu kommt in unserer mobilen Gesellschaft ein ungefähr ebenso großer Anteil aus dem Verkehr. Der aktuelle Klimawandel

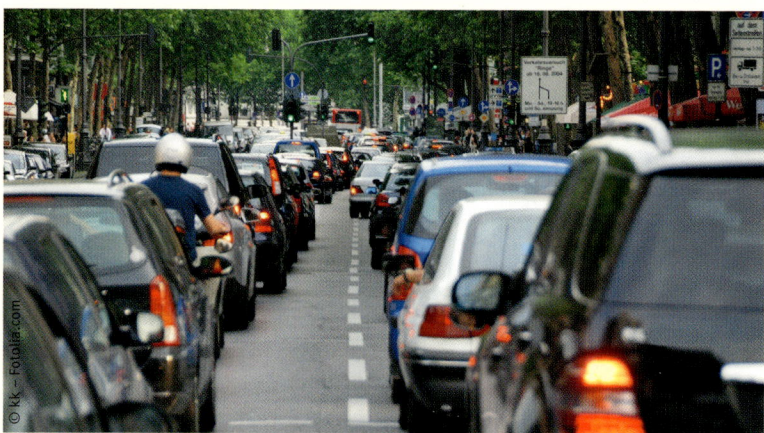

Der Verkehr trägt beträchtlich zum Ausstoß von Kohlendioxid bei. Klimaschutz ist auch Gesundheitsschutz!

steht mit den meisten direkten und indirekten Folgen für die Gesundheit daher wohl mit dem hohen, verschwenderischen Verbrauch von Energie in enger Verbindung. Dagegen kann und sollte jeder Einzelne etwas tun (siehe S. 139). Und somit ist Klimaschutz gleichbedeutend mit Gesundheitsschutz.

Angenehmes Raumklima

Auf ein angenehmes, behagliches Raumklima hat jeder Mieter einen gesetzlich verbrieften Anspruch. Es sollte hell und sonnig, nicht durch Luftschadstoffe belastet, trocken und windstill, vor allem aber behaglich warm sein. Wie die Außentemperatur ist die Raumtemperatur eine gefühlte Temperatur. Bei der Berechnung des Heizbedarfs wird allgemein eine mittlere Raumtemperatur von 20 °C (gemessen in Kopfhöhe und mindestens einem Meter Entfernung von Fenstern und Wänden) zugrunde gelegt. Diese Temperatur empfinden die meisten Menschen (normal bekleidet, sitzend) als behaglich. Im Schlafzimmer kann es zwei bis drei Grad kühler, im Bad zwei bis drei Grad wärmer sein. Für den Wasserdampfgehalt der Luft, die Luftfeuchtigkeit, besitzt der Mensch kein eigenes Sinnesorgan, doch er spürt zum Beispiel zu trockene Luft an den Auswirkungen wie ausgetrockneten Schleimhäuten in Nase und Rachen und tränenden Augen. Vor allem im Winter liegt bei uns die Luftfeuchtigkeit in Räumen im wüstenhaft-trockenen Bereich. Bei normalen Raumtemperaturen von 20–22 °C werden 35–65 Prozent Luftfeuchte als angenehm und für die Atemwege nicht belastend empfunden.

Zur Lufttemperatur und Luftfeuchtigkeit als wichtigsten Bausteinen des Raumklimas kommen genauso wie beim Klima außerhalb des Hauses die Luftbewegung, die Luftqualität und nicht zuletzt das natürliche oder künstliche Licht. An einem hellen Wintertag mit Schneedecke werden draußen Beleuchtungsstärken von bis zu 100 000 Lux erreicht; eine brennende Kerze in einem Meter Entfernung hat dagegen eine Beleuchtungsstärke von nur einem Lux – kein Wunder, dass sich in den düsteren Räumen bald Winterdepressionen einstellen. Mindestens 250 Lux sollte die Beleuchtungsstärke in Wohnräumen betragen; Energiesparlampen halten den Energieverbrauch in erträglichen Grenzen.

Die Luft in Räumen enthält oftmals mehr Schadstoffe als in der Nähe viel befahrener Straßen, darunter Gase wie Kohlenmonoxid oder den gefährlichen Feinstaub. Damit sich die Luftqualität nicht zu stark verschlechtert, sollte die Luft in Wohn- und Schlafräumen täglich mindestens drei- bis fünfmal vollständig ausgetauscht werden. Um Wärmeverluste und die als lästig empfundene Zugluft zu vermeiden, sind heute geschlossene Fenster und Türen fast hermetisch abgedichtet. Trotzdem herrscht in Räumen fast immer eine leichte Luftzirkulation, die vor allem durch die von den Heizkörpern, den Lampen und auch von den Menschen abgegebene Wärme in Gang gehalten wird. Solange die Geschwindigkeit unter 0,1 m/s liegt, ist die Zugluft erträglich, sonst macht sie krank. Die Beschwerden reichen von Gelenkschmerzen bis hin zur Bindehautentzündung.

Wie kann man im Haushalt Wärmeenergie einsparen?

In Zeiten explodierender Energiekosten sollte ein sparsamer Umgang mit Energie selbstverständlich sein, auch wenn man dabei nicht an den Klimawandel und dessen Folgen für die Gesundheit denkt. Klima- und damit Gesundheitsschutz beginnt in der engsten Umwelt des Menschen: in den Privathaushalten. Im Haushalt ist das Einsparpotenzial beim Energieverbrauch groß, besonders bei der Heizung und der Warmwasserbereitung. Ohne spürbaren Komfortverlust und ohne zusätzliche Ausgaben lassen sich durch einfache Maßnahmen leicht 20–30 Prozent der Energiemengen und -kosten einsparen.

- Wer im Winter die Raumtemperatur nur um ein Grad senkt und sich dafür etwas wärmer kleidet, spart sechs Prozent Heizkosten ein.
- Weitere zehn Prozent Energie lassen sich einsparen, indem man mithilfe einfacher Verdunster an den Heizkörpern oder Luftbefeuchter die Luftfeuchtigkeit von 25 auf 50 Prozent erhöht und gleichzeitig die Raumtemperatur um zwei Grad absenkt. Feuchtere Luft wird nämlich wärmer empfunden als trockene. Manche Luftbefeuchter haben darüber hinaus den Vorteil, dass sie den Feinstaub (siehe S. 130) aus der Raumluft filtern.
- Die Wärmeverluste durch ständig geöffnete Fenster und Türen sind enorm; sie können bis ein Drittel der gesamten eingesetzten Energie betragen. Für die notwendige Belüftung der Räume heißt deshalb die Devise: Kurz und kräftig! Also die Fenster und Türen für wenige Minuten weit öffnen und dann gleich wieder schließen. Innerhalb dieser Zeit kann sich der Luftinhalt vollständig austauschen.
- Viel Warmwasser wird in der Küche beim Spülen von Hand verschwendet; Spülmaschinen sind im Energie- und Wasserverbrauch deutlich günstiger. Und Duschen ist wegen des geringeren Energieverbrauchs wesentlich billiger als ein Vollbad. Ein Bad in der Badewanne kostet rund dreimal so viel Energie wie ein sechs Minuten langes Duschbad.

Anhang

Literatur

Im Bücherregal „Wetter" bietet der gut sortierte Buchhandel eine Fülle von Titeln an. Viel spärlicher ist hingegen das Angebot an Werken, die sich mit dem Klima beschäftigen. In ihnen geht es in erster Linie um die Ursachen und Folgen des aktuellen Klimawandels, der in der Tat auch für die Menschheit zur Klimakatastrophe werden könnte. Der alltägliche, weniger dramatische Einfluss des Klimas und Wetters auf die Gesundheit und das Wohlbefinden der Menschen wird zwar in der Fachliteratur ausführlich, in Büchern für medizinisch-meteorologische Laien doch eher stiefmütterlich behandelt. Hier eine kleine Auswahl empfehlenswerter Sachbuchtitel zum Weiterlesen:

Schuh, Angela: Biowetter. Wie das Wetter unsere Gesundheit beeinflusst. – München: C.H. Beck. 2007
Als Diplom-Meteorologin, Humanbiologin und Medizinerin bringt Angela Schuh alle Voraussetzungen mit, das Thema „Biowetter" kompetent zu behandeln. Der kleine Band ist folglich mit Informationen prall gefüllt. Schwerpunkte bilden dabei die Wetterfühligkeit und Wetterempfindlichkeit; das Bioklima wird nur am Rande erwähnt. Besonders interessant sind die Artikel zur Vorbeugung und Behandlung wetterbedingter Leiden mit konkreten Tipps etwa zur gezielten Abhärtung sowie über die gesundheitsfördernden Wirkungen des Wetters – Wetter macht ja nun einmal nicht nur krank, sondern nachgewiesenermaßen auch gesund.

Trenkle, Hermann: Klima und Krankheit – Darmstadt: Wissenschaftliche Buchgesellschaft. 1992
Ein noch immer lesenswerter Klassiker der bioklimatologischen Fachliteratur. Im Unterschied zu dem vom selben Autor in Zusammen-

arbeit mit Volker Faust verfassten Werk „Wetterfühligkeit. Vorbeugen und Behandeln. Der Einfluß von Wetter und Klima auf Körper und Psyche" steht hier das Bioklima im Vordergrund. Aus gutem Grund, denn die Wetterphasen, die gesundheitliche Beschwerden verursachen können, dauern in der Regel einige Stunden, allenfalls Tage. Ein belastendes Klima am Wohnort wird aber mitunter für Wetterempfindliche zur ständigen Qual.

Sönning, Walter & Keidel, Claus G.: Wolkenbilder, Wettervorhersage – München: BLV Buchverlag. 2007
Der kleine Band besticht durch seine reiche Ausstattung mit hervorragenden Fotos und aussagekräftigen Zeichnungen sowie die übersichtliche Gliederung. Ein wichtiger Bestandteil des Inhalts wird im Titel allerdings nicht erwähnt: die Wetterphasen und deren Einfluss auf Wetterfühligkeit und -empfindlichkeit. So komprimiert und dennoch verständlich werden die Beziehungen zwischen Wetter und Gesundheit nur selten einmal behandelt. Wünschenswert wären jedoch ein paar Seiten zum Bioklima; schließlich ist es ja die Summe der einzelnen belastenden oder anregenden Wetter- und Witterungsereignisse.

Jendritzky, Gerd: Das Bioklima in der Bundesrepublik Deutschland – Gütersloh: Flöttmann Verlag. 2003
Eine Art ausführliche Legende zu einer Bioklimakarte der Regionen zwischen Nordsee und Alpen. Darin sind detailliert nach Kältereizen und Wärmebelastung die hierzulande schonenden oder aber belastenden Klimaprovinzen Mitteleuropas dargestellt, zum Beispiel das Oberrheintiefland, in dem im Sommer die schwül-warme Luft, im Winter dagegen die neblige, mit Schadstoffen belastete Atmosphäre den Einwohnern häufiger zu schaffen macht. Die Karte ist auch auf

der Website des Deutschen Wetterdienstes unter www.dwd.de (Rubrik: Bioklima) zu finden.

Müller, Manfred, J.: Handbuch ausgewählter Klimastationen der Erde – Trier (Forschungsstelle Bodenerosion der Universität Trier). 1996
Dieses Handbuch bietet in tabellarischer Form Klimadaten für nahezu jeden Winkel der Erde und ist daher für die Reiseplanung hervorragend geeignet. Es liefert unter anderem Werte über die mittleren und maximalen Lufttemperaturen, aus denen sich zusammen mit den ebenfalls verzeichneten Werten der Luftfeuchtigkeit die Belastung durch Schwüle abschätzen lässt.

Mecheels, Jürgen: Körper – Klima – Kleidung; Wie funktioniert unsere Kleidung? – Berlin: Schiele & Schön. Jahr 1998
Durch die richtige Kleidung ist der Mensch bestens gegenüber allen denkbaren Unbilden der Witterung geschützt. Der mit vielen Abbildungen illustrierte Band informiert über die Grundregeln allwettergerechter Kleidung. Hinzu kommen u. a. Hinweise auf die Vorgänge, die die Körpertemperatur steuern sowie in den Textilien oft enthaltene Schadstoffe, die Allergien und ärgere Krankheiten auslösen können.

Sachweh, Michael: Bergwetter für Sport und Freizeit – München: BLV Buchverlag. 2000
Das mit vielen Fotos, Zeichnungen und Tabellen ausgestattete Buch informiert zwar nur über eine einzelne Facette des Wetters beziehungsweise Klimas, doch über eine, die Jahr für Jahr Dutzenden von Alpinisten zum Verhängnis wird. Die besondere Stärke des Bandes ist die stets enge Verflechtung von Informationen über Wetterlagen (etwa den Föhn) und den damit häufig verbundenen Beschwerden (die Föhnkrankheit).

Michels, Bernhard: Abendrot Schönwetterbot – München: BLV Buchverlag. 2003
Hier hat sich ein Autor die Mühe gemacht, ein neues spannendes Lesebuch und einen fundierten Ratgeber rund um das Thema „Wetter" zu schreiben – und der Verlag hat keine Kosten gescheut, es mit einzigartigen Illustrationen zu einem Prachtwerk im Bücherschrank zu gestalten. Man spürt schon auf der ersten Seite, dass den Verfasser von Kindheit an Wetterphänomene faszinieren, auch oder besonders, was deren Auswirkungen auf Mensch und Natur betrifft.

Malberg, Horst: Meteorologie und Klimatologie: Eine Einführung – Berlin: Springer. 2006
Nach dem neuesten Wissensstand erklärt der Autor verständlich Wettersysteme und Wettervorhersage. Hinzu kommen unter anderem ausführliche Informationen über das Stadtklima, Luftverunreinigungen, Wetterbeeinflussung sowie die globalen Klimaveränderungen unserer Zeit, alles übersichtlich und logisch gegliedert und so stark vereinfacht, dass es auch für den Laien ohne geophysikalisches Grundwissen gut verständlich ist. Und mit fast 400 Seiten Umfang mehr als nur eine „Einführung" in die überaus komplexe Thematik. Vom selben Autor stammt übrigens auch ein lesenswerter Band über Bauernregeln.

Kutzer, Horst: Wildes Wetter – Leipzig: Reclam. 2000
Alle reden vom Wetter. So auch die Dichter. Und viele bekannten sich ungeniert zu ihrer Wetterfühligkeit, wie der „Dichterfürst" Johann Wolfgang von Goethe – die von „wetterassoziierten Befindlichkeitsstörungen" betroffenen Menschen befinden sich demnach in bester Gesellschaft. Allerdings geht es in dieser kleinen Anthologie weniger um die Wetterfühligkeit, sondern um das „Wettergefühl". Wobei jedoch zwischen den beiden Begriffen und Empfindungen kein klarer

Trennstrich zu ziehen ist. Wer ein Gefühl für das Wetter hat, ist nämlich oft auch wetterfühlig.

Göbel, Peter: DuMont Schnellkurs Wetter und Klima – Köln: Dumont Buchverlag. 2004
Das kleine, üppig illustrierte Taschenbuch informiert zum einen allgemeinverständlich über die wichtigsten Grundlagen der Wetter- und Klimakunde, zum anderen aber auch über die Auswirkungen des Wetters und Klimas auf nahezu alle Bereiche menschlichen Lebens, nicht zuletzt über das Biowetter und Bioklima. Mithilfe der zahlreichen Fotos kann sich der Leser ein Bild von den Wetterlagen und -phasen machen, die ihm womöglich zur Qual werden. Was ihn in Zukunft erwarten könnte, wird in einem Abschnitt über die Folgen des Klimawandels angesprochen.

Internetseiten

Alle staatlichen Wetterdienste in Mitteleuropa und viele private informieren regelmäßig, meistens täglich, über das Biowetter. Sie erstellen Vorhersagen für Wetterfühlige, geben Tipps zum richtigen Verhalten, warnen vor verstärkter ultravioletter Strahlung, erhöhter Ozonbelastung und starkem Pollenflug. Hinzu kommen oft interessante Hintergrundinformationen zum Biowetter und Bioklima sowie zu den Folgen des Klimawandels für die Gesundheit (zu den besten Adressen gehören auf diesem Gebiet jedoch www.hamburger-bildungsserver.de und www.lubw.baden-wuerttemberg.de).

www.dwd.de
Das Internet-Portal des Deutschen Wetterdienstes (DWD) fasst seine Informationen in der Rubrik „Biowetter" (plus „Bioklima") zusammen.

Internetseiten 145

Täglich werden für größere Regionen Deutschlands Prognosen allgemein für Wetterfühlige sowie speziell für Herz-Kreislaufkranke und Rheumatiker bzw. Asthmatiker veröffentlicht, verbunden mit Ratschlägen zum richtigen Verhalten. Besonders ausführlich sind die Hinweise zum Pollenflug und der UV-Belastung (auch weltweit), was vor allem bei der Planung von Reisen in ferne Länder hilfreich ist.

www.zamg.ac.at
Die Zentralanstalt für Meteorologie und Geodynamik ist der staatliche meteorologische Dienst Österreichs. Auf der Seite „Bio-Wetter" erfährt der Wetterfühlige recht ausführlich, wie es ihm in den beiden folgenden Tagen ergehen könnte. Hinzu kommt in der Saison der Pollenwarndienst für die österreichischen Bundesländer. In einem Land mit vielen hohen Bergen und dementsprechend in den höheren Lagen oft tiefen Temperaturen und großen Windstärken (Stichwort: Windchill) sind Hinweise auf die Gefühlte Temperatur mitunter lebenswichtig. Sie werden täglich in einer detaillierten Karte publiziert.

www.meteoschweiz.admin.ch
Die Website des Bundesamtes für Meteorologie und Klimatologie ist in der Rubrik „Gesundheit" insbesondere wegen der ausführlichen Biowetterprognosen und der interessanten Hintergrundinformationen zum Thema „Biowetter" einen regelmäßigen Besuch wert. Sehr ausführlich und lesenswert sind auch die Informationen über den Pollenflug, der fast einem Fünftel der Eidgenossen zu schaffen macht. Hinweise auf die Hitzebelastung, den UV-Index und die Ozonwerte in Bodennähe (von Anfang Mai bis Ende September) runden das Angebot ab.

www.wetteronline.de
Beim privaten Wetterdienst WetterOnline kann man sich unter „BIO"
täglich über die möglichen Auswirkungen des Wetters auf die
Gesundheit informieren. Ein spezieller Service ist das „Biowetter per
E-Mail" bzw. „Biowetter per SMS". Der gleiche Service gilt für den
Pollenflug. Über die Belastung der Luft durch Feinstaub und Ozon
kann man sich ebenfalls per E-Mail informieren lassen. Sehr lesenswert sind die kurzen, aber informativen Artikel zum Pollenflug und
den Wetterphasen.

www.wetter.com
In Form einer einfachen Deutschlandkarte informiert die Website in
der Rubrik „Gesundheitswetter" zwei bis drei Tage im Voraus über
wetterabhängige Gesundheitsrisiken, zum Beispiel über das Erkältungswetter, den Pollenflug, den UV-Index, die Luftbelastung sowie,
nach Bundesländern geordnet, in einem Medizinwetterbericht über
die Wetterfühligkeit.

www.allewetter.de
Täglich ausführliche Biowetter-Prognosen, allerdings in einem recht
groben regionalen Raster für den Norden, Süden, Westen und Osten
Deutschlands. In der Saison (die mit dem Klimawandel vielleicht bald
das ganze Jahr über andauern könnte) Hinweise zum Pollenflug. Hilfreich ist in diesem Zusammenhang ein kleiner Pollenflugkalender
(detaillierte Angaben und Hintergrundinformationen von der Stiftung
Deutscher Polleninformationsdienst unter www.pollenstiftung.de).

www.biowetter.de
Im deutschsprachigen Raum eine der besten Adressen für ausführliche und vielseitige Biowetter-Prognosen (zwei bis drei Tage im Vor-

aus), gegliedert nach Bundesländern und als Besonderheit nach Leiden, von Asthma bis Schlafstörungen. In einfachen Karten wird dabei der voraussichtliche Grad der Beschwerden durch Symbole dargestellt. Umfangreiches Wetterlexikon.

www.gesundheit.de
Informationen für einige deutsche Großstädte zu den Themen „Biowetter", „Ozonwerte", „Pollenflug" und „UV-Index". Dazu Hintergrundartikel wie „Lichtschutzfaktor". Interessant sind auch die Artikel in der Rubrik „Hätten Sie's gewusst", oft mit einem Bezug zum Wetter, wie die Frage „Führt Kälte wirklich zu Erkältungen?"

www.tk-online.de
Hilfreiche Informationen bieten auch verschiedene Krankenkassen, in diesem Fall die Techniker Krankenkasse, die dazu in ihrem Internet-Portal mehrere Webseiten hat. Komfortabel ist hier der Abruf der Biowetter-Prognosen: Es muss nur die jeweilige Postleitzahl eingegeben werden. Darüber hinaus werden Hintergrundinformationen unter anderem zu den Themen „Wetter und Gesundheit", „Sommersmog", „Haut & Sonne" und „Heuschnupfen" angeboten. Wer möchte, kann in einem Test erfahren, wie wetterfühlig sie/er ist.

www.aok.de
Die „Gesundheitskasse" gibt auf den Seiten ihres Portals unter der Stichwort „Gesundheit" vielseitige Auskünfte über die Beziehungen zwischen Wetter und Gesundheit/Wellness/Fitness. Dazu gehören Karten mit Biowettervorhersagen (zwei Tage im Voraus und für die deutschen Bundesländer), die Gefühlte Lufttemperatur (PET = Physiologisch empfundene Temperatur), den Pollenflug und den UV-Index.

Register

Abgase 9, 31, 90, 92, 111, 126, 128
Abgeschlagenheit 15, 32, 43, 114
Alkohol 54, 82, 103
Allergene 20, 33, 90, 99, 121
Allergie 96, 99, 105, 13f.
Alpen 8, 11, 14, 17, 24, 29, 31f., 36f., 39, 59, 67, 71, 73, 83, 91f., 99f., 134, 141
Angina Pectoris 17, 38, 59
Asthma 14, 16, 28, 30, 34, 38, 130
Atemwege 49, 71, 91f., 96, 99, 128, 130, 137
Atmosphäre 9, 12, 13, 16, 20, 23, 31f., 34, 36, 38f., 44, 47, 58, 64, 72, 77, 88, 94, 100, 108, 119, 125
Augen 42, 51, 53, 63, 67ff., 93, 111, 126, 128, 137
Azorenhoch 24

Befindlichkeit 10f., 15, 19, 57
Belastungsklima 89
Bewegung 13, 49ff., 56, 75, 77, 80f., 101, 114, 137
Bioklima 33, 84, 86, 88ff., 136
Biowetter 9, 18, 27, 33, 59, 88, 91

Blitz 12f., 35, 46, 60ff., 93
Blutdruck 13, 22, 55, 59, 76
Bronchitis 8, 28ff., 38

Depressiv 26, 31f., 36, 59
Donner 46, 60

Embolie 16f., 82

Feinstaub 90, 92, 99, 107, 129f., 138f.
Flugzeug 21, 31, 112ff.
Föhn 11f., 17, 21f., 31ff., 36f., 46, 59, 83

Gereiztheit 15, 43
Gewitter 13, 15f., 21, 23, 35, 38, 47, 58, 60ff.

Haut 10ff., 24, 56, 62ff., 68, 73ff., 80ff., 91, 93, 97, 105, 110f., 117, 126, 128
Heilklima 90f., 96
Herz-Kreislauf-Erkrankungen/-System 29, 50, 59, 78, 95f., 123, 130
Hitzestress 72, 75f., 91, 119, 123
Hochdruck 24ff., 51, 97f., 107
Höhenluft 33, 71, 102

Register

Industrie 79, 89, 106, 109, 120, 126, 129 f.
Islandtief 24

Jetlag 114 ff.

Kältestress 61, 73, 80, 97
Kaltfront 16, 34, 37, 58
Kleidung 44, 50 f., 64, 73 ff., 79 ff., 109, 117, 134
Klima 44, 49, 54, 72, 74, 84, 88, 96, 103 ff., 110 f., 117 ff., 131, 136 ff.
Klima-Michel 72, 74
Klimawandel 9, 89, 95, 119 ff.
Klimazonen 89, 131 f.
Konzentration 15, 32, 34, 42, 55, 57, 79, 101, 110
Kopfschmerzen 9, 15, 34, 48, 54, 57 f., 76, 95, 101, 105, 111, 113 f., 128, 135
Körperkerntemperatur 75, 77, 81, 114 f.
Körpertemperatur 20, 50, 75 f., 110, 117
Krankheitserreger 64, 93, 105, 119
Krankheitssymptome 10 f., 57

Laune 10

Licht 21, 42, 49, 42, 63, 67 ff., 128, 137
Luftdruck 21 ff., 30, 32, 38, 44, 47 f., 58, 98, 113
Luftfeuchtigkeit 20, 25, 29, 31, 45, 54, 72 ff., 96, 105 f., 112 f., 123, 137, 139
Lufttemperatur 8, 19 f., 25, 54 f., 60, 71 ff, 81, 83, 90, 93, 96 f., 100, 108 ff., 122 f., 133, 137
Lustlosigkeit 34, 42

Melatonin 42 f., 116
Migräne 15, 34, 59
Mond 12, 23 f.

Narbenschmerzen 15, 34
Nervosität 34, 95
Niedergeschlagenheit 15
Niederschlag 19, 70

Ozon 28, 128 ff.
Ozonloch 64, 66, 125, 129
Ozonschicht 125 f.

Passatwinde 112

Reizbarkeit 32, 114
Reizklima 89 f., 100
Rheuma 15, 30, 59, 91

Schadstoffe 20, 28, 96, 100, 105, 106 f., 111 f., 128 f., 137 f.
Schlafrhythmus 53
Schlafstörungen 9, 15, 31 f., 48, 57 f., 114, 116
Schmerzempfindlichkeit 34
Schnee 31, 36, 40, 67 ff., 83 f., 100, 127
Schneeblindheit 67 f., 100, 126
Schönwetter 18, 21, 27 ff., 38
Schwindel 9, 15, 43, 49, 76 f., 101, 111
Schwül 10, 25, 73, 90, 93, 105, 112
Serotonin 20, 42 f.
Smog 28, 39, 106 ff., 128 f.
Sonnenbrand 28, 33, 63 ff., 93, 98, 100, 112, 117, 126
Sonneneinstrahlung 33, 76, 88, 93, 98, 104, 109, 123
Stimmung 10, 12, 21, 26, 31 f., 34, 36, 39, 59
Subtropen 29, 79, 112 f.

Tageslicht 21, 114
Temperatursturz 39
Tiefausläufer 23, 98
Tiefdruck 23 ff. 30, 32, 34, 37
Treibhauseffekt 124 f.
Tropen 73, 112 f.

Unfälle 13, 17 f., 70, 81, 128
Unruhe 34, 54, 81
UV-Licht 68
UV-Strahlen 64, 93

Vollmond 24

Wärmebelastung 28, 72, 78, 90, 104, 110, 123
Wärmehaushalt 74
Warmfront 16, 34, 58
Wetterdienst 13, 47, 59, 66, 72, 74
Windchill 73, 83, 93
Windstärke 19, 97
Zugluft 53, 105, 108, 110, 138